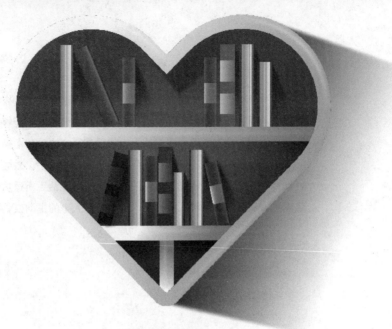

康佳◎编著

改善状态的
心理调节法

U0305269

中国纺织出版社

内 容 提 要

当今社会，压力来自生活、工作、家庭等诸多方面，令我们难以承受，如果我们不能够进行有效的自我调节，不能够平衡个人心理去应对，那么我们的人生就很难得到快乐和幸福。

本书从影响他人心理和自我心理调节两方面入手，教会读者进行人际交往和自我调节的方法，以摆脱对生活无所适从的焦虑感，从容应对各种人际关系，牢牢掌握人生的主动权。

图书在版编目（CIP）数据

改善状态的心理调节法 / 康佳编著. --北京：中国纺织出版社，2018.1（2023.1 重印）
ISBN 978-7-5180-4582-2

Ⅰ.①改… Ⅱ.①康… Ⅲ.①心理调节—通俗读物
Ⅳ.①R395.6-49

中国版本图书馆CIP数据核字（2018）第003558号

责任编辑：闫 星　　特约编辑：李 杨　　责任印制：储志伟

中国纺织出版社出版发行
地址：北京市朝阳区百子湾东里A407号楼　邮政编码：100124
销售电话：010—67004422　传真：010—87155801
http：//www.c-textilep.com
E-mail：faxing@c-textilep.com
中国纺织出版社天猫旗舰店
官方微博http：//weibo.com/2119887771
佳兴达印刷（天津）有限公司印刷　各地新华书店经销
2018年1月第1版　2023年1月第3次印刷
开本：710×1000　1/16　印张：15
字数：210千字　定价：45.00元

前　言

　　生活在尘世中的人们，无论是谁，无论做什么，都希望自己能获得快乐和幸福。然而，究竟怎样才算是幸福？一些人认为有钱、有权、名利双收就是幸福；也有一些人认为只要家庭和谐、身体健康就是幸福；还有一些人，他们认为能从事自己热爱的工作就是幸福。诚然，我们不能否认人们的这些美好的愿望，人们也总是为了达到自己的幸福目标而努力着。其实，真正的幸福感来自于一颗健康的心灵。世间的痛苦和快乐并不掌握在别人的手里，而是掌握在我们自己的手中，我们是自己的幸福的决定者。我们怎样看世界，世界就是什么样子。若以温暖的眼光来看世界，那么这个世界到处充满了爱；若以愤懑的眼光来看世界，那么这个世界就是个怒火焚烧的地狱。

　　然而，我们都是世俗中的人，要做到这点并不容易，生活太琐碎、工作太忙碌，人际交往太复杂，太多的抗争因素，使得我们的心变得焦躁不安。我们每个人也因此或多或少产生了一些心理问题，其实，完全没有心理问题的人是不存在的，只是每个人的问题大小不同而已，有问题并不可怕，可怕的是我们不去正视它，甚至任其发展。

　　值得庆幸的是，忙碌于钢筋混凝土中的人们，也逐渐意识到应该找寻一个洗涤自己心灵的办法，它能让我们远离浮躁、遏制欲望、豁达为人、抵制诱惑、戒掉抱怨、笑对逆境，能让我们的心在烦琐的生活之外找到一个依托，能让我们更好地工作，更好地生活，更好地提高自己、修炼自己。

　　现在，人们也在努力尝试使用各种方法来调节自己的心理，我们需要一位心理调节导师，能引导我们抛开世俗的烦恼，帮我们发现并接受最本真的自我。而本书就可以充当这样一位导师，跟着它的脚步走，你会逐步找到自己在尘世中的坐标，让自己的心有个归宿。本书从生活、工作、情感、学习等诸多方面入手，针对人们所遇到的每一个问题进行全方位的分析并提出建议。阅读完本书后，相信你会有所收获。消除掉那些干扰我们前进的心灵污垢，无论外在世界发生了什么，我们都能以一颗淡然的心来面对，都能做到不骄不躁、得失淡然、荣辱不惊，相信此时，幸福感便会在你的心头涌动。

编著者

2017年12月

目　录

上篇　影响他人的心理调节策略

下篇　善待自己的心理调节策略

影响他人的心理调节策略

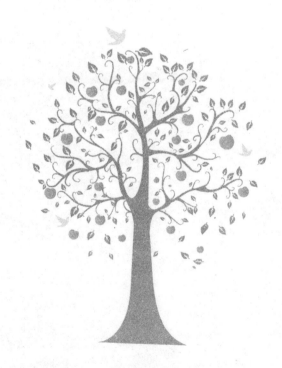

第一章

心理影响：
潜移默化发挥作用的心理效应

在长期的观察和实验中我们发现，有一些心理效应在潜移默化地影响人们的心理，几乎每个人都会被这样的心理效应所左右，或许你会觉得这很不可思议，然而如果你耐心地了解一下这些心理效应，就会发现它们对我们的生活起着非常重要的作用，如果能够熟练运用积极的心理效应而避免消极的心理效应，那么你的生活一定会发生翻天覆地的变化。

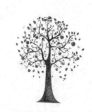

晕轮效应：
光环可能会挡住你的视线

晕轮效应是由美国心理学家爱德华·桑戴克提出的，他认为，人们对人的认知和判断往往只从局部出发，扩散而得出整体印象，即以偏赅全。一个人如果被标明是"好的"，他就会被一种积极肯定的光环所笼罩，并被赋予一切美好的品质；如果一个人被标明是"坏的"，那他就会被一种消极否定的光环所笼罩，并被认为具有所有坏的品质。这种现象如同刮风天气来临前月亮周围出现的光环，因此晕轮效应又称为光环效应。

心理学家戴恩曾做过一个实验。他先让被试者看一些照片，照片上的人外貌、着装各不相同，然后让被试者以照片为参照，来评定照片中人其他方面的特质。结果表明：被试者对那些看上去有魅力的人会赋予更多理想的人格特征，比如和蔼、沉着、好交际等。

戴恩的实验其实就是我们常说的"以貌取人"，即我们常常会以服装、外表来评判一个人的性格、地位等，以初次交谈来判定一个人的才能、品质等。尤其在与不熟悉的人交往时，这种心理上的倾向性就更为明显。人们常说"情人眼里出西施"，当两个人热恋的时候，彼此看对方，哪里都顺眼，假如你是看中对方有才华，那你可能觉得他的气质、个性也都是有魅力的，这就是典型的晕轮效应。

我们都知道，人与人交往的第一印象是很重要的。这是因为你对人或事物的第一印象将会影响你对此人或此事其他方面的判断，因此"第一印象"

之说也是晕轮效应的体现。之所以有这样的现象，是因为人的内心深处总是认为人的品质内外都是有联系的，比如一个长相丑陋的人，我们可能认为其面目可憎，因此对他心存畏惧，敬而远之；一个热情外向的人，人们倾向于认为他亲切友好、容易相处、乐于助人。无论是"丑陋"还是"热情"，人们一旦对某人有了一个核心标签，就会自然而然地以这一特征的积极或消极意义来评判他各方面的特征。这其实是一种认知偏差。

无论是从外到内，还是从内到外，或者由某一特性到其他特性去对一个人进行评判，这些都是晕轮效应在左右人们的认知，使人们以一种以偏概全的主观心理去臆测事物。从认知上讲，晕轮效应仅仅抓住了事物的个别特征，却贸然对事物的本质或全部特征下了结论，这种认知是很片面的，如同盲人摸象，以偏赅全；它把一些毫不相关的特征联系在了一起，比如外貌和品格，断言有这种特征也必有其他特征；它具有绝对化倾向，好就全部肯定，坏就全部否定，缺乏客观性。

晕轮效应是人际交往中对人的心理影响很大的认知障碍，既是无意识的，又是固执的。尤其在商品经济和公共关系领域，企业和商家在包装和门面上的追求已经到了盲目的程度，甚至出现了所谓的"名片效应"，比如广告、新颖的包装、引人注目的明星代言，这些都成为影响人们判断和左右顾客购买心理的噱头。商家实事求是地利用晕轮效应来到达宣传和销售产品的目的，这无可厚非。可是作为顾客，我们还是提倡理性判断，特别是在面对一些利用晕轮效应来坑骗消费者的行为时，还是要避免受晕轮效应的影响。那应该怎么克服晕轮效应的弊端呢？

1. 避免投射倾向

善意的人习惯从好的方面来解释别人的行为，而与人为恶的人则倾向于给他人以负面评价，这种把自己的某种心理特点附加给对方的现象即为"投射倾向"。这种投射倾向表明，人们在反映他人的时候也常常在不自觉地反映着自己。倘若对自身的这种投射倾向不自知的话，将很可能引发晕轮效应，造成偏见。

2. 正确对待"第一印象"

心理学上将两个初次见面的人彼此形成的直观感觉称之为"第一印象"，它具有比较深刻的先入为主的特点。好的第一印象是人际交往的良好基础，因此，留给他人良好的第一印象是十分必要的。从自身来讲，装扮得宜，举止得体，都是我们赢得良好第一印象的重要方面；从对方来讲，第一印象提供给我们的信息是十分有限的，不仅是外在表象，还具有一定的虚假性，因此，第一印象并不能成为我们判断他人的标准，我们应注意不受晕轮效应的影响，要冷静、客观地看待第一印象。

3.以貌取人要不得

虽然外貌具有天然形成的特征，可人们却喜欢为它们赋予各种意义，比如体形富态的人心胸开阔、嘴唇厚的人憨厚朴实、浓眉大眼显得聪明伶俐等。其实，一个人的内心是何其丰富，哪能从外表就把全部的特质都看出来。正确的认知方式，应该是不被表象所迷惑或诱导，防止产生由表及里的包含偏见的推断，因为最能代表一个人的是他的行为和思想，而绝非穿什么衣服、化什么妆。

4.类化作用不可取

类化作用也就是我们常说的刻板印象，即按照预想的类型将人分为不同的种类，贴上标签，按图索骥。比如人们容易对老师产生好印象，对商人则心存芥蒂。类化作用一旦形成，就会产生对一类人进行概括划分的心理倾向，形成刻板印象。刻板印象忽略了人性的多样性，且并非来自于对象本人，而是在近距离交往前就为其贴上了某类人的标签，是一种偏见的合理化，这其实对象本人来说是很不公平的，也算是某种意义上的思维定式。

5.小心"循环证实"

心理学研究表明，一个人对他人的偏见，常会自动得到"证实"。比如你觉得某人对你不够友好，于是你也表现得态度疏离，对方见你无心与之接近，自然也会离你更远，这反过来使你更加坚信自己对他的看法是正确的。这种现象也被称为角色互动或双向反馈。由于一方的感情偏失，导致对方的感情偏失，反过来使一方的感情偏失加重。这种不断循环的偏见，最终将导致彼此的误会越来越深，走入彼此都心怀成见的怪圈。因此，当你对某人有负面印象时，不妨先检讨一下自己的态度和观点是否正确，切不可凭空猜测或因"莫须有"的理由而对他人产生误解。

歌德说"人们见到的，正是他们知道的"，这其实是人们在心理和认识上的一种狭隘的表现。避免晕轮效应的消极影响，要保持思维的客观、公正，不要让心灵的认知障碍阻碍了我们与人亲近的脚步；懂得运用晕轮效应，即便能力没那么强，也可以以诚恳的态度来获得他人的信任和认可。避免其消极作用，利用其积极影响，这才是我们了解和学习晕轮效应的根本目的。

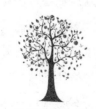

皮格马利翁效应：
期望给人以积极向上的动力

相传古希腊神话中的塞浦路斯王皮格马利翁是个十分孤僻的人，喜欢独居。他为自己雕刻了一座少女的雕像，每天注视着她，不断赞美她，并且诉说自己对她的爱，如痴如狂。最终，少女复活了。这就是皮格马利翁的故事，它告诉人们，期望和赞美能产生奇迹。

心理学上的"皮革马利翁效应"又称为"罗森塔尔效应"，它来自于心理学家罗森塔尔及其助手的实验。1960年，罗森塔尔来到一所学校，他提供给校方一些学生的名单，并告诉校方，他通过一项测试发现，该校有几名天才学生，只是尚未表现出来而已。其实，这几名学生是罗森塔尔从学生名册里随意抽取的。期末的时候，当罗森塔尔再次来到这所学校的时候，他发现了一个有趣的现象，名单上那些原本不那么出色的学生竟然都取得了优异的成绩。

罗森塔尔认为这是期望的作用——老师的期望以及学生自身的期望。被定义为"天才学生"后，老师会对这些学生有高于一般学生的要求，并且将这种期望表现在教学方法和关注度上，把他们当作好学生来教；而学生在得知自己的潜力后，也对自己产生了高期望，认为自己是有能力的，学习和做事时也充满了信心，对自己的要求更高，同时老师的期望也产生了激励的作用。最终，这些学生的成绩取得了突飞猛进的进步。

皮革马利翁效应强调积极期望对人的行为产生的积极影响，反之，消极的"期望"对人行为的影响也是不容小觑的。比如当父母责备孩子是坏孩子时，这种消极"期望"使孩子的自我评价变低，渐渐地更加破罐子破摔，完全朝坏孩子的方向发展了。因此，皮革马利翁效应一直被广泛应用于教育和管理学的领域。无论是老师对学生，还是管理者对下属，适当的期待和赞美会令人产生一种努力改变和完善自我的动力，即"期待效应"。

"期待效应"其实具有心理暗示的作用，比如人会不自觉地接受自己尊敬或认可的人的评价。期待效应表明，我们对他人的看法，无论是正面的还是负面的，都会对其行为产生影响，对方的表现会逐渐朝这个期望上靠拢。因此，要想使皮革马利翁效应产生积极的影响，就要不断地传递积极的期望。当一个人获得他人的信任、赞美和期待的时候，他就如同被注入了强大的能量，社会支持激发自我价值，自尊、自信使他们获得了积极向上的动力，并努力去到达对方期待的高度。

利文斯顿说："热情和冷漠都是有感染力的，尤其对于年轻人。"这句话反映的就是皮革马利翁效应的作用。那么，应如何正确运用这一效应呢？

1. 善待和培养人的自尊心和自信心

我们都知道，自尊和自信是人的精神支柱，是一个人成功的先决条件。打击一个人的自尊和自信是十分容易的事情，你只需不断地羞辱和否定他就行了，可是要建立起一个人坚定的自信心就没那么简单了，特别是来自长辈、上级或钦佩的人的评价，将对一个人产生深远的影响。因此，无论是老师、家长还是管理者，尊重和适当的赞美比不断地批评指责都要来得有效，也更利于纠正不良行为，激发积极行为。

2. 不要只盯着别人的错误

无论在教育还是在管理领域，一个成功的教育者或领导者，应当是能对学生或下属进行开导和指正的，他们慎用批评、质问的词汇和语言，不死死地盯着对方的错误不放，更不会时不时地将之拿出来刺激一下对方。他们懂得，批评不是目的，如何纠正错误，令对方获得更好的发展才是智者所为。这里建议，在指出他人错误的时候，欲抑先扬是个不错的方法。

吉斯菲尔伯爵说，各人有各人优越的地方，至少也有他们自以为优越的地方。在其自知优越的地方，他们固然喜欢得到他人公正的评价，但在那些希望出人头地而不够自信的地方，他们更希望得到别人的恭维。皮革马利翁效应的核心是期望和赞美能产生奇迹，无论是在教育、人际交往或者管理领域，这一效应均得到了积极的体现。

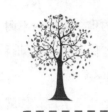

蝴蝶效应：
小细节可以产生大能量

蝴蝶效应是气象学家洛伦兹提出来的，他认为，一只南美洲亚马孙河流域热带雨林中的蝴蝶，偶尔扇动几下翅膀，可能两周后在美国得克萨斯州引起一场龙卷风。原因是：蝴蝶翅膀的运动，导致其身边的空气系统发生变化，并引起微弱气流的产生，而微弱气流的产生又会引起它四周空气或其他系统产生相应的变化，由此引起连锁反应，最终导致其他系统的极大变化。

蝴蝶效应表明，事物发展的结果，对初始条件具有极其敏感的依赖性，初始条件极小的偏差，将会引起结果的极大差异。"丢失一个钉子，坏了一只蹄铁；坏了一只蹄铁，折了一匹战马；折了一匹战马，伤了一位骑士；伤了一位骑士，输了一场战斗；输了一场战斗，亡了一个帝国。"简言之就是，一个钉子导致一个国家的消亡。这并非危言耸听，世界上的万事万物都存在着千丝万缕的联系，比如经济运作带来金融危机和股市风暴，大气运动引发厄尔尼诺现象，洪都拉斯和瓦尔多瓦因足球引发战争等。这些事例无不证明，事物结构中的一个微小差别可以带来翻天覆地或截然相反的变化。生活中我们也常遇到蝴蝶效应的现象。

早上，张先生在上班路上被堵得厉害，还与人发生了车辆剐蹭事故，于是他在经历了一番与人理论和警察调停之后，气呼呼地来到办公室。很显然，他的情绪不佳让下属也感觉到了，助手小李工作的时候小心翼翼，生怕触动了上司这颗"炸弹"。无奈，张先生的脾气到底没控制住，一天中没少骂小李。

晚上，小李带着满腔郁闷回到家，看到女朋友小燕张罗的满满一桌子菜，始终提不起兴致，吃得味同嚼蜡。这下小燕不乐意了，辛苦了一天，怎么连句慰劳的话也没有？小李无精打采地吃饭，看到家里的狗在脚边，不耐烦地踹了一脚。小燕这下真火了，生气地摔了碗筷，说："你对我有意见就直说，干吗拿狗撒气？我辛辛苦苦做饭不是为了看你脸色的……"

小李一听，积了一天的火气也冲了出来，说："我工作那么辛苦，你就不能体谅点？"两人就这样吵了起来，而且越吵声越大，甚至摔起了东西，最终结果是：分手！

生活中类似的因小事而引发大事件的故事比比皆是。很多时候所谓无可挽回的后果都是由我们的忽略和听之任之的态度造成的。比如你因为某件小事与一个同事有了摩擦，而你明明可以主动道歉和示好，却迟迟未做；接下来在单位的一次重要的职位评比中，你因一票落选，而这关键的一票与你之前得罪的同事不无关系。因此，蝴蝶效应提醒人们，有些小事可以糊涂，而有些小事一经放大，则可能对整个事物的发展方向产生深远的影响。

对于企业来说，蝴蝶效应同样不可忽视。如今的消费者越来越相信感觉，品牌效应、购物环境、服务态度等无形的价值因素都会影响他们的选择。消费者的一次不满将可能给企业带来一系列的损失，比如：某消费者因某品牌的售后服务态度太差，从此决定不再购买该品牌的任何产品，同时还把这次不愉快的经历告诉了周围的亲戚朋友，于是亲戚朋友都知道除了这个品牌的产品本身不够优秀外，售后服务也不好，因此他们也选择拒绝这一品牌。一个人一次的购买力可能很小，可是许多人许多年的购买力呢？这个损失还小吗？

关注蝴蝶效应，做好你力所能及的小事。因为小事虽然可以带来不良影响，但同样可以产生积极效应。企业好的服务态度和产品质量，会带动顾客产生品牌忠实度。而顾客在对该品牌具有高忠实度外，还会将对该品牌的信任传达给周围的人，从而给企业带来更大的效益。这是蝴蝶效应产生的积极影响。

此外，这里要特别强调蝴蝶效应和多米诺骨牌连锁反应的区别。蝴蝶效应是不同事物间的关联，是具有广泛性的，在一个广阔的空间和时间里，每件事都是息息相关的，一个改变将引起其他的改变，是不断累积后表现出的大变化，变化的起点和终点是完全不同的事物，比如蝴蝶和龙卷风，这看上去并无必然的联系。而多米诺骨牌连锁反应大多指同一事物间紧密相关的影响，是单一方向上的连锁，一级出现错误，将宣告整个连锁反应的结束。

蝴蝶效应体现了事物是普遍联系的哲学观点。所谓"差之毫厘，谬以千里"，不要忽略那些微小的差异和变化。蝴蝶效应的核心理念就是，看似微不足道的细小变化，却能以某种方式对全局产生巨大的影响，甚至能影响整个系统的正常运行。无论是政治、经济、社会生活、文化、管理，还是教育领域，蝴蝶效应在整个人类社会发展进程的方方面面都是存在的，因此，永远不要忽略细节的作用，它往往是我们掌控全局的关键。

霍桑效应：
心情舒畅是活力四射的前提

霍桑效应是指由于受到额外的关注而引起绩效大幅上升的情况，这一效应来自于著名的霍桑实验。

霍桑工厂是美国芝加哥郊外的一个制造电话交换机的工厂，具有比较完善的娱乐设施、医疗制度和养老金制度等，但是工人们仍愤愤不平，生产效益低下。为了探求原因，1924年，由心理学家组成的研究小组来到了霍桑工厂，展开了一个以"谈话实验"为中心的研究课题，以期找出生产效率与工作物质条件之间的关系。

在两年多的时间里，专家找工人谈话两万余次，并规定谈话过程中，要耐心倾听工人对厂方的各种意见和不满，详细记录工人的不满意见，且不准对工人进行反驳和训斥。

"谈话实验"收到了意想不到的效果，霍桑工厂的产量大幅度提高。心理学家分析原因，正是由于员工长期以来对工厂的管理制度和方法有诸多不满，且无处发泄，而"谈话实验"正好为他们发泄这种抱怨情绪提供了一个良好的渠道，怨气发泄了，心情舒畅了，自然干劲倍增。社会心理学家将这一奇妙现象称之为"霍桑效应"。

霍桑效应也就是宣泄效应，其关键就是让员工发泄心中不满。霍桑效应是在优厚的物质条件之外，给予员工精神层面的关注，特别是人际关系方面的关注，而保持该效应的方法就是额外关注。这就如同常年对孩子缺乏关注和照料的父母，给孩子再多的物质补偿依然无法弥补孩子情感和心理上的缺失感，霍桑效应正是利用情绪发泄，使员工与工厂之间的关系更近，员工精神上轻松了，比得到任何物质补给都更会心情舒畅、活力四射。

因此，霍桑效应启示人们：作为企业的领导者，在具体的领导活动中，一定要注重畅通宣泄渠道，自由、和谐、相对活泼的言论氛围才能让员工产生对企业的归属感，进而激发员工的工作热情。尤其在当前竞争日益激烈的市场氛围中，来自企业间和企业内部的压力，以及制度的健全程度和公正性，都会对员工产生情绪上的影响。失落或心理失衡都将使员工产生消极情绪，影响工作效率，因此，为员工提供一定的减压渠道是十分必要的。

还不止于此。在一所国外的学校，学生在入学的时候校方会根据智力测验的成绩将他们划分到优秀班和普通班。结果有一次在例行检查时发现，一年之前入学的一批学生的测验结果由于某种失误被颠倒了，也就是说现在的优秀班里其实是普通的孩子，而真正聪明的孩子却在普通班。但是这一年的课程成绩却如同往年一样，优秀班明显高于普通班，并未出现异常。

心理学家分析原因为，当普通的孩子被当作优等生而获得关注的时候，他们也会认为自己是优秀的，外界额外的关注以及他们自身的心理暗示使他们产生了丑小鸭变天鹅的力量。他们相信自己是优等生，并以优等生的标准来要求自己，于是努力地达到外界和他们心中为自己设定的高度，这就是霍桑效应的另一方面——关注带来的激励意义。

因此，霍桑效应被广泛地运用到企业管理中，它说明，改变工作条件和劳动效率虽有一定的关系；但提高生产效率的决定因素是员工情绪，而非工作条件，员工追求的并非是简单的收入，他们还有社会需求和心理需求，这比提高工作条件本身更为重要，然而却极易被企业忽视；关心员工的情感和不满情绪是提高劳动效率的有效手段，这可以发展成为一种新的领导方式，既能让员工在生产和物质资料的分配中发挥技术性技能，又能使他们通过自发性合作发挥社会性技能；除了企业本身的正式组织，企业中还存在很多非正式组织，如老乡会等，这些组织是员工以自己的规范和情感倾向形成的小团体，于企业有利也有弊，它既可以加强员工间的感情和合作，也可能造成他们行为和思维上的狭隘和隔膜化，导致各小团体间的矛盾，因此，企业要采用有效的管理手段使这些组织发挥积极的正面的效用，以达到非正式组织的感情和正式组织的效率之间的平衡。

除了以上提到的企业管理、领导、教育等方面，霍桑效应的心理暗示作用还可以治疗抑郁、自卑、紧张等心理疾病。

毛毛虫效应：
要避免思想上的惯性

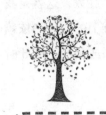

所谓毛毛虫效应是指因跟随而导致失败的现象，相应的，心理学家将那些喜欢按照从前经验做事的习惯称为"跟随者"的习惯。毛毛虫效应来自于著名的"毛毛虫实验"。

法国心理学家约翰·法伯把许多毛毛虫放在一个花盆的边缘上，使其首尾相接，围成一圈，在花盆周围不远的地方，撒了一些毛毛虫喜欢吃的松叶。约翰·法伯设想，毛毛虫会很快厌倦这种机械的绕圈而转向它们比较喜欢的食物。可事实是，毛毛虫开始一个跟着一个，绕着花盆的边缘一圈一圈地走。一小时过去了，一天过去了，又一天过去了，一连走了七天七夜，这些毛毛虫始终夜以继日地绕着花盆的边缘转圈，最终因为饥饿和精疲力竭而相继死去。

法伯分析，墨守成规的本能和习惯、先例和经验，使毛毛虫付出了生命的代价。假如有一只毛毛虫能够破除这种尾随的习惯，就可以打破这个最终令它们死亡的怪圈。

生活中这种固定思维模式的状况比比皆是，比如你习惯坐A公交车去上班，虽然B公交车跟A只有两站地的差别，可你还是会习惯性地等待A，而且有A的时候绝对不选B；你总是习惯于用一种方法来解决一类题目，而很少花时间去思考是否还有别的解决之道。人们对于熟悉的事情，会下意识地重复以前的思考过程和行为方式，这是一种思想上的惯性，如同我们平常所说的

"死脑筋"。

不自觉地采用相同的模式来处理同一类问题是人类普遍存在的思维和行为倾向，无论是在工作、生活，还是学习中，这种状况数不胜数，这就是我们所说的毛毛虫效应。重复性的思考和动作来自于人们思维上的惯性和依赖性，它使人们习惯按固定思路去思考问题，而不是换个方向或角度，因此时常会陷入死胡同，或造成脑力和财力的浪费。

固有的思路和方法具有一定的成熟性和稳定性，会带给人安全感，并且驾轻就熟的事情也比较不容易出错。袭用前人的思路和方法，有助于人们进行类比，可以缩短和简化解决问题的过程，帮助人们更加顺利和便捷地解决问题。但是我们也应当意识到，思路和方法的惯性也有一定的消极影响，比如对一些看似相似实则迥异的问题，固定的思维模式只会束缚一个人的思想，妨碍问题的解决。再者，按照既定模式思考问题的方式会造成思维的麻痹，扼杀人的创造力和想象力，埋没人的潜能。尤其在这个日新月异的信息化时代，我们要想在工作和学习中获得成长和进步，就不能被毛毛虫效应所束缚，只有不断地开拓创新，才能适应时代前进的步伐，达到与时俱进、不断创新的目的。

企业要发展，要在竞争日益激烈的市场大环境中占据一席之地，就要不断创新，一成不变最终只会让企业成为一潭死水，唯有新的创意、新的思想，才能保证企业充满生机和活力。摆脱思维定式和惯用模式的束缚，不再机械地循着前人的足迹而动，适应时代和发展的要求，寻找更为便捷有效的方法，才是保持新鲜和活力的根本。

这早已不是一个"一分耕耘，一分收获"的年代，单纯关注做了多少工作而非取得了多少成效，最终只会令人陷入行为僵化的怪圈，不但影响我们工作和学习的效率，也容易使我们陷入盲目无措、寸步难行的僵局。因此，当在生活和工作中遭遇挫折和停滞时，"毛毛虫"式的努力已经毫无意义，这只会让我们浪费更多的时间和精力，做更多的无用功。这时明智的做法就是静下心来认真思考和分析，寻找开拓创新的思路和方法。转变思路和另辟蹊径往往能令我们走出死胡同，迈向一条光明大道，也只有这样，才能使我们在完成工作时事半功倍。

毛毛虫效应带给人们诸多启示，在学校教育方面也是这样。时代在发展，学生也需要不断进步和提高才能适应今后社会发展的要求，因此，学校要为社会培养可造之才，就不能将教育方法和教学内容总是固定在原有的模式上，而是应承袭精华，摒弃糟粕，不断地改革和创新，以求找到最符合时代发展要求和学生需求的教学方式方法。只有这样，才能保证我们的教育事业始终朝着好的方向发展，为新时期社会建设培养人才。

毛毛虫效应对创新精神和潜能的扼杀力是可怕的，总是尾随他人或遵循自身既定的脚步只会让我们停滞不前，并最终在思维和行为的定式中厌倦、窒息。没有人喜欢总是重复同样的事情，变化才是唯一不变的哲学真理，虽然以不变应万变有一定的积极意义，但它同时也会成为我们创新和进步的绊脚石。因此，要避免毛毛虫效应，就不要让我们的思维钝化，因为创新才是发展的源泉。所以我们说，变化并不可怕，可怕的是一成不变。

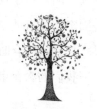

鲶鱼效应：
竞争力可以激发活力和生机

挪威人爱吃沙丁鱼，尤其是活的沙丁鱼。但是沙丁鱼非常娇贵，极不适应离开大海后的环境，当渔民们把刚捕捞上来的沙丁鱼放入鱼槽运回码头后，用不了多久沙丁鱼就会死去，而活鱼的卖价会比死鱼高上若干倍。因此，为了延长沙丁鱼的活命期，有渔民想出一个法子，他将沙丁鱼的天敌鲶鱼放在运输沙丁鱼的容器里。因为鲶鱼是食肉鱼类，放进鱼槽后，便会四处游动寻找小鱼吃。为了躲避天敌的吞食，沙丁鱼自然会加速游动，从而保持了旺盛的生命力。如此一来，一条条沙丁鱼就活蹦乱跳地被运回到渔港。这就是著名的"鲶鱼效应"。

"鲶鱼效应"是通过个体的"中途介入"，利用竞争作用来诱发群体生机的有效机制。上述例子里的鲶鱼就是"中途介入"的个体，而沙丁鱼就是产生危机感和竞争意识的群体，鲶鱼的介入激发了它们的活力和生机，为其重新"活蹦乱跳"注入了生命力。

没有鲶鱼介入的沙丁鱼群体的懒惰现象是十分普遍的，因为无论是在传统型还是自我管理型团队中，长期相处和日渐熟悉会导致活力和新鲜感的丧失，进而引发惰性。尤其是对一些企业、事业单位中的老员工来说，他们很容易因为工作时间太久而产生倦怠、厌烦、得过且过的心理，这种缺乏紧张感的工作环境正如没有鲶鱼的鱼槽，只会造成员工竞争力的丧失，并最终影响单位的效益。因此，适时地引入一条能带来紧张感的"鲶鱼"是十分必要的。

马斯洛的需求层次理论将人的需求分为五层，其中自我实现的需要是处于金字塔顶层的高级需要，有时人们甚至可以为了实现高级需要而降低对物质等低级需要的要求，这就是竞争力的作用。在现代社会，很多时候，人们的工作并非为了解决简单的温饱问题，获得尊重和自我实现才是人们的终极目标。

当人们产生厌倦的沙丁鱼心理时，加入团队中的"鲶鱼"将会带来紧张感和竞争意识，自我实现的需要使人们为了证明自己而不得不打起精神，重新努力工作起来，以免被新来的员工超越、被新来的领导小觑。而对于那些能力刚达到及格线的员工来说，"鲶鱼"的进入使他们不得不加倍努力，以求能继续留在团队里。

因此，适时适当地引入"鲶鱼"，可以在很大程度上刺激团体战斗力的重新爆发。当今社会，鲶鱼效应在企业的人才管理机制中的运用已经十分普遍，比如目前常见的一些机关单位实行的公开招考和竞争上岗，害怕被淘汰和超越的危机感使人们更加积极地工作。

企业想要利用鲶鱼效应激发员工的活力，可以通过为企业的职工队伍或管理层引入富有朝气、思维敏捷的年轻生力军来实现。年轻的生力军就如同注入企业的新鲜血液，他们积极向上、开拓创新的精神面貌和思维模式，将给企业中因循守旧、故步自封的老员工或官僚带来竞争压力，生存的意识和求胜的心理将使他们重新行动起来。同时，这也是企业发现和淘汰队伍中消极怠工的"混日子"者和能力不足者的好机会。

但是也要注意，如果长期从外部引进高职位人才会使内部员工失去晋升的机会，从而使一些真正有能力和潜力的员工无法充分发挥才能，造成人才的流失和浪费，并最终使企业逐渐失去生机。因此，在运用鲶鱼效应时，寻找企业内部的"鲶鱼"比一味地引入外来者更有积极意义。当企业出现职位空缺时，应优先考虑公司内部的员工。因为给员工提供进步和晋升的机会，会让他们意识到企业是关心他们的个人成长和发展的，有利于营造良好的企业文化；而且，当企业本身存在"鲶鱼"而仍然盲目地从外部引入"鲶鱼"

时，"能人扎堆"的结果只会打消老员工的积极性，导致内讧和工作效率低下的情况出现。

同时，鲶鱼效应也是对员工的良好的激励措施。企业运用鲶鱼效应的根本目的不是为了制造紧张气氛，也并非为了施加压力，它的作用在于调动员工的积极性，有效地激活员工的工作热情。

我们知道，刺激能带来变化，诱发应激措施。鲶鱼效应就是让员工在刺激作用的驱动下展现活力，更好地为企业的发展服务。但是我们也要强调，鲶鱼效应并非可以随意使用，高频率或过多地引入"鲶鱼"只会使员工人人自危，造成恐慌，该策略的实施必须具备以下条件：

（1）团队环境、工作内容和性质已经很长时间没有变化，比如团队成员很久没有增加培训，骨干人员的待遇、职位很久没有调整等。

（2）企业中影响和拖累团队发展的"休克鱼"已经有一定的数量，并且已经明显影响到团队目标的实现。所谓休克鱼，是指因被喂养时间长了而失去本性，不再主动游动去寻找食物，而是停在水中等着喂养，或是被饲养人员赶着被动地游弋的鱼。具有这样特性的人便如同人们常说的混吃等死的人，他们激情不再、活力不再、创造力不再，最终只能成为企业发展的桎梏。

（3）引入"鲶鱼"的目的是适度刺激，因此把握"鲶鱼"的数量很关键，既要达到有效刺激的目的，又不能引起团队的整体波动，导致群体恐慌。

事物皆有两面性，鲶鱼效应既可以提升团队的战斗力，也可以毁掉整个团队，因此在运用该策略的时候，一定要根据实际情况进行具体分析，谨慎决策，盲目而行只会适得其反。

此外，企业的"鲶鱼"除了人力外，新技术、新工艺、新设备和新的管理理念，同样可以增强企业的生存能力和适应能力，使企业处于市场大潮的不败之地。

美国营销大师爱玛·赫伊拉说："不要卖牛排，要卖煎牛排的嗞嗞声。"刺激的作用是潜移默化的，适度的紧张和危机感并没有什么坏处，相反，它是推动社会进步和发展的强大动力。

第二章

交际心理：
让人际关系融洽的心理调节智慧

　　每个人生活在社会中，都难免要和人接触，想要在社会中如鱼得水地生活，那就更要掌控好人脉资源，而一些心理学效应和心理学原理，对于人性的分析是十分透彻的，如果你能够掌握这些心理学的智慧，利用心理学原理为自己拓展人际关系服务，指导自己的行为处世，那么你的人生将会发生翻天覆地的变化。

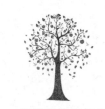

三明治效应：
把批评夹在认同当中

所谓三明治效应，是指在批评心理学中，人们把批评的内容夹在表扬之中，从而使受批评者愉快地接受批评的现象。这个批评策略就如同三明治，第一层对受批评者表示认同、赏识，肯定对方的优点或积极面，中间一层夹着建议、批评或不同观点，第三层则是鼓励、希望、信任、支持和帮助，使之余味无穷。正如我们常说的"欲抑先扬"，三明治批评法不仅不会挫伤受批评者的自尊心和积极性，还会使其积极地接受批评，并改正自己的不足。

卡耐基的得力助手约瑟芬在最初给卡耐基当秘书时只有19岁，那时她才中学毕业3年，顶多也就是办事经验比同龄人稍多一些。在卡耐基身边的日子，她学到了很多，直到成为一个完全合格的秘书。

后来在《人性的弱点》一书中，卡耐基披露了他是怎样把一个职场"菜鸟"培养成一个令雇主满意的员工的。当他要让约瑟芬注意一个错误的时候，他常说："你做错了一件事，但天知道这事并不比我所做的许多错误还坏。你不是生来具有判断能力的，那是由经验而为；你比我在你的岁数时好多了。我自己曾经犯过许多愚鲁不智的错误，我有绝少的意图来批评你和任何人。但是，如果你如此如此做，你不觉得更好吗？……"

管理学大师卡耐基在指出约瑟芬的错误时运用的就是三明治式的批评，这不但使对方很容易就接受了批评和指正，还为有这样一位善解人意、耐心提醒员工的错误、如师长般的雇主而感到庆幸。懂得三明治式批评艺术的人，不但不会引起对方的不快和反感，反而会获得对方的尊重。三明治式的批评为何有如此大的作用呢？分析原因如下：

1. 去除防卫心理作用

三明治的第一层，使受批评者乐于接近批评者。在批评之前，首先表示亲切、关怀、赞美等，就可以制造友好的沟通氛围，并可以让对方平静下来安下心进行交往对话。任何人都喜欢听好话，如果一开始就是直接的严词批评，只会让对方本能地产生防御反应以保护自我。这种防卫心态一旦产生，对方就很难再听得进去批评意见了，哪怕他明知道那批评是对的，也可能因为这种自我保护机制而产生抵触的心理。

2. 去除后顾之忧

"超限效应"让我们知道，反复的重复性批评只会起到适得其反的效果。过分地一而再、再而三地批评，只会让受批评人感到厌烦、无措、心有余悸，不但达不到批评效果，还会使对方产生诸多负面心理反应，这恰恰阻碍了我们传达真实的指正的意图。而三明治法的最后一层就是为了去除后顾之忧而存在的。批评者给予受批评者的鼓励、希望、信任、支持、帮助，将使受批评者获得被尊重和关注感，从而积极地改正错误，重新投入学习和工作之中。

3. 给受批评者面子

批评不是目的，只是手段，批评在于促使改善行为，因此，批评方法很重要。三明治式批评，既指出了问题，又让人容易接受，而且不留后遗症。三明治式批评不会伤害人的感情和自尊心，反而能激发人向善的良心，使人的积极性始终维持在良好的行为上。比如你在指出他人错误后说："我相信你下次能做得更好。"简单赞赏的话是对对方的褒奖，能够给对方提供前进的动力。

三明治式批评是一门批评的艺术，是"欲抑先扬"和"打一巴掌给个枣"的综合，"欲抑先扬"给批评提供了良好氛围和开头，"打一巴掌给个枣"能防止对方产生逆反心理，能够让对方产生被尊重和重视的感觉，相信批评者是真心实意地为自己着想，并愿意积极主动地改正错误，这也是避免因批评不得法而与被批评者产生矛盾，甚至结仇的有效策略。

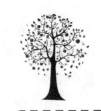

南风效应：
运用以柔克刚的力量

法国作家拉封丹曾写过一个寓言，说的是北风和南风比赛威力，看谁能把行人身上的大衣脱掉。北风首先发威，来了一个呼啸凛冽、寒冷刺骨的攻势，结果行人为了抵御北风的侵袭，把大衣裹得紧紧的。接着南风徐徐吹动，行人顿觉风和日丽，春暖上身，于是解开纽扣，继而脱掉大衣，南风获得了胜利。这就是我们今天所说的"南风效应"。

虽然在传统观念中北风的威力更大，可事实上其强硬的手段并不能令人折服，反倒是温暖和煦的南风，在不知不觉间让人们主动去除了衣帽，此为"软"和"硬"的区别。南风效应属于"人际效应"的范畴，其核心在于指导人们构建良好的人际关系平台。

"北风"和"南风"实际上是人们做人做事的两种方式。北风式行事风格的人，遇事焦躁，不假思索，喜欢用粗暴行为横加干涉，常常因为激怒对方而一事无成；南风式行事风格的人则恰恰相反，他们遇事镇定，能够冷静地分析事情的利弊，充分考虑对方的感受，顺其意而后行之，采取和风细雨的方式，把工作做细做好，自然就能马到成功了。

无数实践证明，南风之柔和比北风之凛冽效果更佳，南风之法顺应了对方的内在需要，使人们自觉地改变自己的行为，是优化工作活动、提高沟通水平的一个重要方面。南风效应启示人们，开展思想工作的方式方法很重要，只有以情感人，让人有如沐春风之感，才比较容易达到良好的教育效果。这是因为，人是感情动物，"投之以木桃，报之以琼瑶"，你对我好，我自然也愿意和颜以对，这是南风以柔克刚的力量。

相对于南风，北风行事缺乏积极情感，简单粗暴，极易伤害对方的自尊，有强迫和高压的意味，比较容易造成对方"口服心不服"的状况，也许这种方法能解决一时的问题，但就长远工作而言，容易造成对方的负面情绪，不利于今后工作的展开。

南风效应和北风效应是人们在生活和工作中经常遇到的现象，比如在家庭教育中，如果父母对孩子采取高压政策，动辄怒骂甚至体罚，只会让孩子把"大衣裹得更紧"；而采取南风式教育就很不一样，它是根据孩子身心发展的特点，动之以情，循循善诱，积极引导，孩子便会愿意主动"脱掉大衣"。俗话说"感人心者莫乎情"，南风效应的主旨就是以情动人，以情化人。

某个月夜，在山中茅屋修行的老法师散步归来，碰上一个小偷正从他的茅屋里出来。他知道小偷在茅屋里找不到什么值钱的东西，于是脱下自己身上的大衣披在惊魂未定的小偷身上，还说："你走老远的山路来探望我，总不能让你空手而归啊！"

小偷感到匪夷所思，惶惶离去。望着消失在夜色中的小偷的身影，老法师感慨地说："可怜的人呀，但愿能送一轮明月给你！"第二天早上，当看见那件披在小偷身上的大衣叠得整整齐齐地放在门口时，老法师高兴地说："我终于送了他一轮明月！"

这就是南风效应的妙处。赠人"明月"并不难，只消少安毋躁，以情动人。

南风效应带来的积极有力的效果，被广泛运用到思想教育工作和行政管理中。要使其应用得当应注意几个方面的问题：

1. 发自内心的关心

深入到对方的内心深处，关心、了解其实际需要和感受，帮其解决实际困难、化解不良情绪，以真挚的关怀和切实的帮助，激发对方积极向上的情感和挑战的勇气，促使其面对困难，迎难而上。以自身的热情去感染对方，制造奋发进取的工作和学习氛围。

2. 平等和谐的关系

北风"强权"，不得人心；南风和煦，感人以情。无论是教育、帮助，还是下达任务，都要尊重对方的人格和尊严，无端地批评指责、讽刺挖苦，或者颐指气使，都只会打击对方的积极性，埋下矛盾的种子。

3. 强调对方的主体地位

任何人行为的主导者都是自己，强硬和逼迫的做法是对对方有失尊重的表现，当人的尊重需要被剥夺的时候，如何还能为你积极效力呢？因此，正确的做法是，多一些鼓励，少一些打击；多一些赞扬，少一些责备，使对方能够积极发挥个人潜能和创造力。

4. 吹南风者自身的人格魅力

无论是教育者还是领导者、上级，指导工作要具备南风般的素质和情操，以自身的人格魅力和能力打动人心，使对方对自己产生信任和尊敬之意，对自己的意见形成共鸣和同感。

南风效应发挥的是感化的力量，但也不能温柔过度。不管是上级对下属的提醒，还是老师对学生的指导，无原则的迁就和爱护就是纵容。南风之情，重在理性，且要一视同仁，只有这样方可温暖众人心，达到教育和指导的目的。

互惠原理：
小回报换来大利益

所谓互惠原理，是指人们在收到对方好处时，会试图以相同的方式给予回报。比如在募捐的时候，假如在筹集募捐前，给人们发放小礼品或者鲜花等物品，人们掏钱的可能性会大大增加；免费试用品会使顾客购买该产品的概率大大提高，因为免费试用品也是一种礼品；如果在顾客买单的时候赠予他们糖果或口香糖，可以明显增加消费的次数等。这些都是互惠原理在起着潜移默化的作用。

心理学家做过一个实验，在实验中同时邀请两个人参加一次"艺术欣赏"，然后让两人一起给一些画作评分。该实验分为两种情况，心理学家的助手假装是实验对象之一，同时参与两个实验。第一种情况，助手在评分中间短暂的休息时间里，出去了几分钟，并带回来两瓶可乐，一瓶给真正的实验对象，一瓶给自己，并告诉实验对象："我问他（主持实验的人）是否可以买瓶可乐，他说可以，所以我给你也带了一瓶。"第二种情况，助手没有给实验对象任何小恩小惠，中间休息后只是两手空空地从外面进来。但在其他方面，他的表现都一模一样。

当评分完毕后，主持实验的人暂时离开了房间，助手要实验对象帮他一个忙。他说自己在为一种新车卖彩票。如果他卖掉彩票的数目最多，他就会得到50块钱的奖金，并且他想要实验对象以25美分一张的价钱买一些彩票，"买一张算一张，但当然是越多越好了"。结果得过他好处的实验对象所购买的彩票的数目是没有得过好处的实验对象的两倍。平均下来，在这种实验条件下，助手做了一笔很合算的生意：他的投资回报率达到了500%。

在上述实验结束后，心理学家让实验对象填写关于是否喜欢助手的问卷，结果发现，在未接受助手的可乐的条件下，实验对象购买彩票的数量与对助手的喜欢程度成正比。但在接受了助手的可乐的情况下，这种正相关关系完全消失了，也就是说，不管他们喜不喜欢助手，他们都觉得有责任来报答他，因此都买了较多的彩票。

在上述实验中我们看到，人们对于自己所受的恩惠，普遍具有偿还的念头，并且无论这种恩惠是否是我们所需要的，只要收受了，我们就认为自己需要给予对方回报。

互惠原理之所以能够起作用，关键在于它使人们产生了负债感，而且这负债感是那么的难以忍受。无论是在公司管理还是在销售活动中，互惠原理都被广泛运用着。比如公司经常在各种场合或节日送核心员工及其家人一些小礼物，这会使得员工在心理上对公司产生负债感，从而在跳槽时产生犹豫；推销员在推销产品的时候，告知顾客可以任意试用他们的产品，且不要有任何负担；顾客在试用了大量产品后，一开始的"占便宜"和好奇的心理就会被尴尬和不自在所取代，最终会买下他们已经试用过的部分产品。

互惠原理所利用的人们的负债感，对每一个人来说都是一副迫不及待要卸下的重担。一旦受惠于人，就等于欠下了债务，这负债的感觉如同芒刺在身，让他们想要及早摆脱，并且人们时常会给出比自己收到的好处多得多的回报，以求尽快在心理的重压下获得解放。

互惠原理不但可以让人们答应一些在没有负债心理时一定会拒绝的请求，还能把提出请求者的印象完全掩盖住，即使是一个陌生人，或者是一个不讨人喜欢或不受欢迎的人，一旦他们在施予我们一些小小的恩惠后提出自己的要求，我们将很难说出拒绝的话。哪怕使我们产生负债感的恩惠并不是我们主动要求的，甚至是不请自来的，其恩惠的强加性也不能改变我们最终产生负债感的结果。我们的负债感削弱了我们的选择能力，把决定我们会对谁负债的控制权交到了别人的手里。也就是说，互惠原理使我们在接受了最初的恩惠之后，就失去了选择的主动权，而只能采取回报的方式。

此外，人们对互惠原理的普遍遵从性，使得那些接受了他人的恩惠却不打算回报的人，成为在人类社会群体中的不被欢迎者。虽然人们能在某种程度上谅解那些由于条件或能力不足而不能回报他人的受到恩惠的人，但一般来说，整个社会对不遵守互惠原理的人有种发自内心的厌恶，即使是那些喜欢给予却不给人回报机会的人，他们的奉献精神并没有改变他们反方向破坏了互惠原理的事实，因此同样会造成人们的不悦和反感。

互惠原理认为，人们总是尽量地以相同的方式回报他人为我们所做的一切，一旦互惠关系不平衡，也会引起受惠方的不满，因此，太无私的奉献精神，有时并不能使我们的人际交往之路更加顺畅，反而可能成为阻止他人与我们靠近的障碍。

遵循互惠原理就意味着受人恩惠就要回报，然而在现实中，有些回报是可以做到的，而另有一些对方所期待的回报却会让我们为难或损害到自身利益的。因此，正确应对互惠原理，就要做到恩惠用恩惠回报，诡计则不必回报。比如那曾经让你尴尬和为难不已的免费赠品，既然对方愿意给，而你对此并无购买意愿，那拒绝对方也没有什么不妥。因为对方是期望从你这里获得更大的回报，这违背了互惠原理的公平原则，你仍然有选择的权利。决定是否要与对方进行互惠的重要一点就是，你要了解对方的建议是否是自己想要的，如果是，那就接受它。而且你得明确地知道，你接受是这个建议本身。

面对互惠原理，聪明人不但能够不被其所束缚，还能主动去利用它。与人相处，"先下手为强"，先一步为对方付出，将使我们获得交际上的主动权。

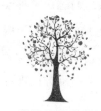

互悦机制：
表达喜欢，赢得好感

　　互悦机制又称为对等吸引率，即两情相悦——你喜欢对方，对方也喜欢你。人们倾向于喜欢那些喜欢自己的人，这是人际交往中一种很自然的心理规律。比如在社会生活中，我们经常体验到，当我们得知自己喜欢的人也喜欢自己的时候，我们对那个人的喜欢就会变得更深。

　　此外，心理学家还指出，互悦机制一旦产生，我们在心理上就会产生与对方靠得更近的感觉，进而产生"自己人效应"，即：人们习惯于把自己喜欢同时又喜欢自己的人，划入自己认可的阵营中，会认为对方与自己是"一伙的"，因此也更容易接受对方的某些观点和立场，即使对方提出让我们为难的要求和任务，我们也不会轻易拒绝。

　　乔·杰拉德被称为"世界上最了不起的卖车人"，其成功的秘诀就是让顾客喜欢他。为了让顾客喜欢自己，乔·杰拉德常会做一些看上去完全是费力不讨好的事情。例如，他的1.3万名顾客在每个节日都会收到他送的问候卡片，虽然卡片的内容会随着节日的不同而变化，但卡片的封面上永远写着同一句话："我喜欢你。"

　　乔·杰拉德说："卡片上除此之外就没有什么别的东西了，我只是想告诉他们我喜欢他们。"这简单一句话的回报就是，乔·杰拉德平均每一个工作日都会卖掉5辆车，其每年的收入超过20万美元，并且连续12年都赢得了"销售第一名"的称号，他也因自己绝佳的销售业绩被载入吉尼斯世界纪录。

乔·杰拉德之所以能够获得如此大的成功，就在于他运用了人际交往中最简单、最质朴，也最普遍的规律：喜爱引起喜爱，也就是互悦。乔·杰拉德抓住生活中各个恰当的时机去反复告诉自己的顾客，自己喜欢他们，并且他的从不迟到、从不遗忘的贺卡也使对方相信了他的话，觉得这个推销员是真的喜欢自己，进而产生了互悦效应，也喜欢上这个亲切友好的推销员。

互悦机制的核心是，人们对于自己喜欢和认可的人或事物通常没有抵抗力，同样的一件事情或一个观点，如果是自己喜欢的人提出的，人们接受起来会比较容易；而假如是自己讨厌的人说的，则会产生本能的反感和抵触心理。这也是"自己人效应"的表现。此外，互悦机制和自己人效应一经形成，人际交往中的矛盾和冲突就会随之大大减少，更利于建立良好的人际关系。

《圣经》上说：你希望他人如何待你，你就应该如何待人。在人际交往中，如果你想受到他人的欢迎，得到对方的认可和支持，仅仅提出良好的建议是不够的，尤其是对那些对你感到疏远、陌生，甚至是心怀敌意的人，即使你的观点很正确，人类自身情感所带有的偏见性也会使得他们对你说出拒绝的话。因此，要使对方与你站在同一战线上，最有效的方法就是让对方喜欢上你。那么要如何做才能达到这一目的呢？

1. 先告诉对方自己喜欢他

这是互惠机制的基本观点：你喜欢对方，对方也会喜欢你。向对方表示好感，是对其表示认可的最直接方式。摒弃造作和刻意的成分用最真挚、最纯粹的告白，做最本真的情感表达。

但同时也要注意，这种直白的表达方式并非放之四海而皆准，选择的对象很重要，比如当对方是个内向、严谨、多疑的人时，你的直接和不假思索可能会让对方产生误会，甚至认为你太过随便，甚至是有心藏奸；而对于那些性情大度、温和的人来说，你的率直表达是主动向对方伸出友谊的橄榄枝的标志。

2. 对对方表示赞赏和羡慕

每个人都有值得赞美的地方，关键是你是否善于发现。在人际交往中，挖掘他人值得称赞的地方，并真心地加以赞美，是让对方"喜欢你"的最好的办法。被尊重和被肯定是人的高级需要，赞美无疑是满足这一高级需要的直接方式。因为赞美对方就意味着你看到了他身上的闪光点，特别是当你赞美的恰恰是对方心里很看重、却被很多人忽略的部分时，对方会更容易对你"刮目相看"，进而对你产生好感。

赞美的方法有很多，但无论是哪一种，真诚都是最重要的。过度地赞美只会给人以夸夸其谈和溜须拍马的印象，反而容易适得其反。因此，想让他人喜欢你就不要吝啬赞美之词，但也一定要拿捏好火候，赞美不是糖衣炮弹，而是醉人和风，应给人以舒适、愉悦之感，进而使其喜欢上带给自己这种感觉的人。

3. 肯定对方认可的事物

这其实就是认可对方的兴趣和品位，而你一旦对此表示认可，就说明你与对方有着相似的性情和偏好，这是间接地向对方表示喜欢的方式，就好像在说："你喜欢的东西我也喜欢，看，我们是不是很像？"比如对方十分爱护动物，你对他的这一行为表示赞同，或者表示你也是个爱护动物的人，这会让对方产生被尊重和被认同的感觉，进而对你"另眼相看"。

互悦机制启示人们，人与人相处，应该将心比心，以心换心。想要他人喜欢你，就一定不要吝啬自己的感情，真挚、正面的感情应该是源自内心的，且其付出是相互的。因此，当我们抱怨别人对自己疏远或怀有敌意的时候，不妨先考虑一下自身的问题：我是否也是发自内心地喜欢对方呢？如果是，那一定要让他知道，因为这很可能是改善彼此关系的良好契机。

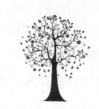

甜柠檬心理：
换个角度，需找积极之处

众所周知，柠檬味酸微苦，对肠胃刺激性大，极少用来直接食用，即使做成柠檬汁，也要稀释过才可以饮用。因此，柠檬怎么可能是甜的呢？除非食用者违背事实，硬要自己相信柠檬是甜的。

心理学上将这种自我安慰现象称为"甜柠檬心理"，即：当个体所追求的目标受到阻碍而无法实现时，为了保护自己的价值不受外界威胁，维护心理的平衡，当事人会强调自己既得的利益，淡化所追求的目标，以减轻失望和痛苦。比如有人考研失利，被迫进入社会，他告诉自己："本来就没那么想上，早点工作可以多积累经验、多赚钱，比继续在学校当'书呆子'好多了，再说了，读完研不还是要工作吗？有什么好啊！"再如，大过年的不小心打碎了花瓶，长辈们马上说"岁岁平安"；或者因为被人忽悠，而花了高价买了某件不值这个价的东西，我们可能对自己说"花钱买教训"。

甜柠檬心理是个体在遭受挫折，无法达到预定目标，不能满足愿望时，为了减轻痛苦、保护自尊，而采取的心理防御措施。甜柠檬心理就是尽可能地寻找各种理由，将原本不愿接受的事实合理化，自圆其说，暗示自己接受，以求心里好过一点儿。甜柠檬心理是人的心理应激机制在起作用，从心理健康的角度来讲，有一定的积极意义，因为它在某种程度上的确给了个体一个另眼看事物的角度，可以起到缓解消极情绪的作用。

甜柠檬心理并非是让人们在面对挫折和困难时，寻找逃避现实的"蜗牛壳",因为自圆其说永远都不能让人们真正地战胜挫折,解决矛盾,而是启发人们冷静、客观地分析达不到目标的原因,重新选择目标,或改进努力方式,同时要认清自己的优势和不足。对于自己所拥有,或正在经历的一切,即便是看上去是处于劣势或让人沮丧的事物,也要学会接纳,努力找到其中的积极因素,做到坦然面对挫折,这才是甜柠檬心理的正面效应。

人的一生不可能始终顺风顺水,前进之路上总会有这样那样的绊脚石。摔倒了,你要怎么办?是自怨自艾地哭泣,从此停滞不前,或者爬起来,拍拍衣服上的尘土,告诉自己:"幸好有这块石头的提醒,下次我可要注意脚下了!"对于已经发生的,我们已不能改变,沮丧、懊恼、失望,这些负面的情绪都是没有意义的,只会阻碍我们踏上接下来的路途。聪明人会做出最有价值的选择,重新站起来,找到问题的症结,以求将后面的路走得更好。用积极的眼光看待失败,这正是甜柠檬心理的意义之所在。

芝加哥大学的校长在介绍自己成功的秘诀时说:"我一直相信西尔斯总裁罗森华的观念,即:如果你的手上有一个酸柠檬,不要立刻吃掉它,因为它是酸苦的,但是如果你将其做成柠檬汁,则是非常可口的。然而,事实上,真正能够做到这一点的人非常少,现实生活中的人们总是反其道而行。例如当有位朋友送给他们一个柠檬,面对朋友的好心人们必须吃下它,这时人们的心里通常会想:'完了,我为什么要承受这种折磨!'可如果他是聪明的人,他不仅不会这样想,还会对此表示感谢,并开始寻找做柠檬汁的方法。"

甜柠檬心理不是教导人们逃避问题,而是启发人们努力寻求将不好的事物变好的方法。它的前提是,承认你所遭遇的残酷现实,坦然面对事情的真相,认清并接纳自己,并从中学会解决问题的方法。

甜柠檬心理将挫折合理化,可以使我们避免心理挫败感和情绪上的沮丧消沉,然而我们也要防止以此来寻求心理安慰,形成得过且过的消极姿态。在学习和工作中,有些人在面对挫折时,习惯文过饰非,为自身所受的挫折找寻各种借口,明明知道自己的缺点和问题却不能正面、理性地面对,这不但不利于问题的解决,还会导致个体自我萎缩,自信心和奋进意识逐步降低，最终形成恶性循环。事物皆有两面性，我们既要防止甜柠檬心理的负面效应的侵害，又要认识到其带来的正面效应——引导人们发现事物发展的积极面，寻找将柠檬由"酸"变"甜"的方法，以求更好地面对人生。

这世上不存在完美的人，也没有一无是处的人。任何人都有优点和长处，不要总拿自己的不足去对比他人的优势；看到自己的缺点和不足，并不意味着要从此为之消极，找到自己比别人高明的地方，完善并利用它，同时积极修正自身缺陷，这样才能发展出一个更好的自己。

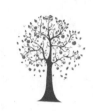

登门槛效应：
让对方逐步认可你

心理学家认为，在一般情况下，人们都不愿接受较高较难达到的要求，因为它费时费力又难以成功，相反，人们却乐于接受较小的、较易做到的要求，在实现了较小的要求后，人们才会慢慢地接受较大的要求，这就是"登门坎效应"对人的影响。其实，生活中，"登门槛效应"的应用实例并不少见，比如，男性追求女性，直截了当地求爱，可能会吓跑女方，但如果从朋友做起，则更易达成目标；我们求人办事，如果事情的难度较高，对方很可能会拒绝，但如果我们让对方帮个小忙，对方则可能会欣然接受，也是这个道理。

心理学家D.H.查尔迪尼做了这样一个实验：他代替某个慈善机构进行了一次募捐活动。在募捐时，对一些人说了这样一句话："哪怕一分钱也好。"而对另外一些人则没有说这句话。结果，前者的募捐金额比后者要多两倍。

这就是说向人们提出一个微不足道的小要求时，人们很难拒绝，否则就显得太不通人情了（先进门槛再逐步登高，"得寸"之后再步步"进尺"）。为了留下前后一致的印象，人们会容易接受更高的要求。

一次，一个旅游团不经意地走进了一家糖果店。他们在参观一番后，并没有购买糖果的打算。临走的时候，服务员将一盘精美的糖果捧到了他们面前，并且柔声慢语地说："这是我们店刚进的新品种，清香可口，甜而不腻，请您随便品尝，千万不要客气。"盛情难却，恭敬不如从命。品尝过后，旅游团成员觉得既然免费尝到了甜头，不买点什么，确实有点过意不去，于是每人买了一大包，在服务员"欢迎再来"的送别声中离去。

实际上，这也是"登门槛效应"的应用。根据"登门槛效应"，在人际交往中，当我们想让某人做某件较大的事情又担心他不愿意做时，可以先向他提出做一件类似的、较小的事情。当他接受了我们这一小要求时，我们就有可能让他答应更大的请求，也就是想"进尺"，不妨先"得寸"。

但我们在运用"登门槛效应"时，还应注意以下几点：

1. "门槛"不能太高，否则无法"得寸"

一般情况下，人们不会拒绝那些举手之劳的事。因此，我们在提出正式要求之前，要做足充分的准备，将对方的实力调查清楚，否则，可能你所谓的小要求，对方却很难达成。

比如，你是个管理者，你高估了某位下属的能力，你交给他一件你认为的小事，他却没有办好，这主要是因为你没有事先了解清楚。相反，当你了解他的做事习惯、办事能力后，你不妨先提出一个只要比过去稍有进步的小要求，当他们达到这个要求后，再通过鼓励，逐步向其提出更高的要求，这样他容易接受，预期目标也容易实现。

2. 注意"进尺"的尺度

现实生活中，我们经常会将那些进门之后，直接向我们推销产品的推销员拒之于千里之外，就是这个道理。当销售员获得特许，"登门槛"、也"得寸"后，便得意忘形，提出销售的意图，事实上，此时，我们的内心还并没有消除对销售员的戒备状态，可想而知，我们是不会买他的账的。

社交生活中也是如此，我们求人办事、向别人提请求，也不能急功近利，否则只会事倍功半。

3. 确定对方是否能接受你"得寸"，从而让你"进尺"

生活中，一般人都能接受"登门槛效应"，人们都希望在别人面前保持一个比较一致的形象，不希望别人把自己看作"喜怒无常"的人。因而，在接受别人的要求、对别人提供帮助之后，再拒绝别人就变得困难了。如果这种要求给自己造成损失并不大的话，人们往往会有一种"反正都已经帮了，再帮一次又何妨"的心理。于是，登门槛效应就发挥作用了。

但事实上，也有一部分人，登门槛效应对他们根本起不了作用，对于这一类人，我们应该做的是"另寻出路"。

可以说，"登门槛效应"是一种求人办事的迂回措施，当"引诱"对方先同意我们的小要求后，对方答应我们的大要求的可能性也就更大！

"登门槛效应"，又称"得寸进尺效应"，是指一个人一旦接受了他人的一个微不足道的要求，为了避免认知上的不协调，想给他人以前后一致的印象，就有可能接受更大的要求。这种现象，犹如登门槛时要一级台阶一级台阶地登，才能更加容易地登上高处。

第三章

获得肯定：
不被他人拒绝的心理调节技巧

还在傻乎乎地一上来就提出自己的请求或是建议吗？或者一听到别人的拒绝之词就想放弃打道回府吗？其实，要想说服他人接受自己的请求或是建议，不仅仅要看请求或建议的可行性，更重要的还是要看你有没有掌握一定的技巧，将说辞深入到他人的内心之中。掌握一定的心理策略，深入他人的内心，才能让其无法说"不"。

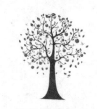

循序渐进：
从对方易于接受的问题谈起

　　生活中，当我们需要请求他人帮忙，但又害怕他人拒绝的时候；当我们希望帮助他人，但又担心别人不好意思接受的时候，我们不妨避免采取单刀直入的方式，而采取迂回曲折的方式，让对方不容易拒绝我们。而让对方不拒绝我们的方法之一就是从对方容易接受的问题入手，循序渐进地让对方逐步接受我们的所有请求。

　　李静在跟自己的丈夫吵架之后非常郁闷，于是打电话给自己的好朋友吴军，吴军邀请李静一起共进晚餐，顺便开导开导李静，李静答应了。吴军一直都默默暗恋着李静，但苦于李静已婚的事实，不便向李静倾诉自己的爱慕之情，一直将这份爱恋隐藏在心底，表面上跟李静是无话不谈的知己。晚餐中，李静心情郁闷，喝得有点多，吴军陪着李静也喝高了，两人鬼使神差地越了雷池。事后，两人都很后悔，但是商议从此绝口不再提及此事，各自过各自的生活。后来，李静怀孕了，由于认定孩子是自己跟自己丈夫的，就把孩子生下来了。一个偶然的机会，丈夫发现孩子竟然不是自己亲生的，于是与李静大闹一场，最终还是决定与李静离婚。李静一个人带着孩子，生活非常艰苦，这个时候吴军出现了，他希望能够给李静补偿，但倔强的李静不愿意接受他的任何帮助，她说，她没想到孩子是吴军的，生孩子也没跟吴军打招呼，觉得自己很对不起吴军，孩子是自己的，跟任何人没关系，她会凭自己的能力将孩子养大成人。事情虽然不能怨吴军，但是毕竟一个是自己心爱的女人，一个是自己亲生的骨肉，吴军不忍心看到他们那样艰难度日，决定无论如何一定要李静接受自己的帮助。一天他告诉李静："我给你租了一套房子，一间给你跟孩子住，另一间你可以开个家教班。"当李静想要拒绝的时候，他接着说："租金算我借你的，你可以通过做家教赚些钱，等你有余钱的时候再还给我。希望你不要推辞，毕竟我是孩子的亲生父亲，我也有义务去抚养他，好吗？"李静只好同意，接受了吴军的帮助。

对于自尊心很强，或者因为别的原因而不愿意接受帮助的人，可以通过以上方式，以对方容易接受的概念或形式，将帮助变相地转达给对方，让对方无法说"不"。

一个家庭的四个女孩，从小父母双亡，由她们的外婆养大，其中三个长大后结了婚，最小的一个忙于事业一直没有找到适合自己的另一半。金融危机的时候，她的公司破产了，但是之前借了几个姐姐的钱，姐姐们害怕自己的妹妹不还她们钱，于是总是找机会想堵住妹妹把钱要回来。因为她们知道，妹妹偶尔回来看望外婆，于是她们决定也时不时地去外婆家转转，希望能够碰到妹妹。一次，姐妹仨相约去外婆家，聪明的外婆看出来她们的意图，告诉她们："老小今天不会来了，不过你们今天没白来，老小的钱我替她还了。"姐妹仨都局促起来："姥姥，您这不是寒碜我们吗？我们哪儿能要你的钱哪？再说您哪有那么多钱给我们？"老人家说："没关系，以后你们就从给我的赡养费里面扣吧，每个人每月少给点，差额就算是老小还你们的钱。"几个人你看看我，我看看你，默认了。

上面的例子是《张小五的春天》里的片段，虽然稍显夸张，但是在现实生活中确实也发生过类似的事情，当我们的请求难以被他人接受的时候，我们可以从更易于被他人接受的事物入手，让对方对于我们的请求，无法开口说"不"。

看过《欲望都市》的人都知道，当卡丽决定跟比格结婚时，她希望婚礼是简单朴素的，因为比格是金融界的大亨，他们都不希望自己的婚姻成为娱乐报刊的头条。当一家知名的杂志社找到她，希望她能够为他们的杂志社拍摄一组婚纱照时，她想拒绝，但是对方的态度非常诚恳，并告诉卡丽他们这么做是想给所有女人一个希望：40岁的女人也可以穿上高贵的婚纱，成为美丽的新娘，还不断地说婚纱是由某个国际著名的设计师亲手设计的，那是所有新娘梦寐以求的事情。卡丽是一个作家，当然非常赞同这个崇高的想法，并且对于如此奢华的品牌也很心动，于是欣然接受了杂志社的请求。

可见，要想说服一个人接受自己的意见或者请求，应该从对方容易接受的事物入手，那么对方便有可能会在你的诱导下，逐步接受你的意见或者建议。

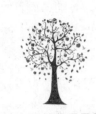

促使犹豫之人尽快下定决心

当你就一个观点征询他人的意见并试图说服他人接受，或者当你恳请他人接受我们的意见或建议却，对方犹豫不决，似乎可以接受你的观点、意见或建议，但似乎又因为别的什么原因使他一时难以接受或者立即给予你一个干脆的答复时，为了快速完成任务或者避免别人考虑之后不予接受，我们可以趁对方矛盾之机，极力陈述理由或极力恳求对方，促使对方尽快下定决心。

日常生活中，很多人在面临选择时优柔寡断，百般踟蹰。比如，一些顾客在挑选商品的时候，由于对商品的知识缺乏详细的了解，或者由于其他因素考虑过多，在面对诸多商品时，会犹豫不决，不知道要不要买，或者要买哪个更好。

一家厨具店聘了甲、乙两个人作为销售员，这两个人是工作上的搭档，他们实行的是三班倒的方式，两个人的工作内容和工作性质都是一样的，然而月末发工资的时候，乙的工资总要比甲多一些，因为老板在统计工资时，是按照各自的销售量来算提成的，乙卖得多，当然工资就会多点。让老板奇怪的是，几乎乙的工资每个月都要比甲高，似乎乙的高工资并不是偶然因素的作用，乙肯定有比甲更好的销售手段。后来，老板刻意留在店里几天观察甲、乙的工作状况，老板发现，很多顾客在买东西的时候都会犹豫不决，而乙总是有办法促使顾客下定决心做出选择，而甲则只会顺着顾客的意思，一味强调产品的好处，却没有想办法促使顾客做出决定。例如，当一个顾客对几款玻璃锅都表现出爱不释手的态度后，甲会说："我们家的锅都非常好，不信你买回家用用就知道了。"此时顾客还是犹豫不决，考虑一下说："我回去再想想吧。"于是离开了。而当乙面对这样的顾客时，会说："小姐，这几款玻璃锅各有特点，你看这个茶色的锅是我们店里卖得最好的，而且大小正适合一家三口用，你买这个吧，保证你不会后悔的。"顾客想了想，觉得挺有道理，于是爽快地掏钱买下了。

当别人在犹豫不决的时候，最好的说服对方的办法就是强调一个观点，促使对方尽快下定决心做出选择，当你不断地强调一个观点的时候，那个观点就会在对方的脑海中被不断地加强，对方就会越来越认同你的观点，进而答应你的请求或建议。

子清是一个美丽善良的女孩，很多男孩子在默默地喜欢着她，但她是一个"冰山美人"，轻易不跟男生接触。汪洋也很喜欢子清，眼见毕业在即，他不希望这份感情就这么悄无声息地画上句号，他决定跟子清表白。一天，汪洋在子清的宿舍楼下看到子清时，立马迎了过去，他告诉子清："子清，我有话要对你说，晚上可以陪我到操场走走吗？"子清有点犹豫，汪洋接着说："你放心，我绝对不是坏人，我们都同学这么久了，还看不出我是好人还是坏人吗？"子清同意了。晚上，俩人在操场上边走边聊着大学四年的生活，当然大部分都是汪洋一个人在说话，子清只是浅笑或者点头。汪洋见子清对自己感觉不错，就鼓足勇气说："子清，我喜欢你，做我女朋友好吗？"见子清犹豫，汪洋接着说："从一开始我就注意到你了，你跟别的女生不一样，你总是那么安静，做事有自己的条理，从不跟人争什么，你的安静让我的心也不再浮躁，我真的很喜欢你，请你答应我好吗？"子清仍在犹豫，她说："这个太突然了，我还没准备好。"汪洋接着说："请你给我个机会让我们先交往一段时间，如果你发现不合适，我不会勉强你的，好吗？"他的眼神里满是期盼，子清笑了笑，答应了。汪洋非常兴奋，只要子清同意他试交往的请求，他再多努力一下，看来自己离成功不远了。

通常人们对别人的请求或建议犹豫不决，那就证明他是有可能接受这个请求或者建议的，而如何使这个请求或者建议变成现实而不是走向反面，就需要通过一定的方法来促使对方尽快做决定。

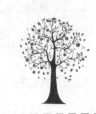

获得肯定回答的艺术

在生活中，如果我们希望说服对方，也可以在交谈中尽量不让对方说"不"或不给对方机会说"不"，而让对方说"是"。这种务求得到他人肯定回答的方法，可以让对方否定事情的态度缓和下来，让对方放松警惕，当对方放松警惕或者对抗情绪不是那么强烈的时候，再适时提出自己的意见，则较容易得到对方肯定的回答。

关于这一点，奥弗斯特有一个很好的论断，他说："我们得到他人越多的'是'，我们就越能为自己的意见争取主动权。推销商品也好，其他一切需要他人信服的事也罢，这一法则都很有效。初步了解他人的需求是这一方法的目的。"他还在他的一本畅销书《有影响的人类行为》中讲述了一则关于一个书商的故事来说明这种"获得肯定回答的艺术"。这个故事是这样的：

一个书商走上一级台阶，穿过一扇半掩的门，看见了屋里的女主人。如果他不太聪明的话，他会直接问："你想买一套美丽的故事书给孩子吗？"她肯定会说："不需要！"然后就用力地把门关上。可是，聪明的推销员是不会以这种方式开始与他人谈话的。他说："太太，你有一位少爷和一位小姐在学校读书吧？""是啊。"女主人回答。就这样，在不知不觉中，书商已经接近了女主人。虽然，他不一定能从太太这里拿到什么订单，可是，至少他已经有了一个良好的开端。

其实，人类都有一个共同的心理特点，当我们嘴上说"是"或者心里这么想着的时候，我们的内心实际上已经开始和对方靠拢了，我们的对抗情绪已不再那么强烈，甚至有时候会在心里帮助对方来说服自己，因为那个时候，我们已经站在对方的角度上来考虑问题，或出于同情，或出于关心，或者是由于我们自己太善良的缘故。

每个人都有自尊心，都觉得自己明白事理，当别人的建议或话语符合情理或逻辑时，人们通常不会去破坏自己的"形象"，而以肯定的答案来回复对方，而聪明的人则会让人们尽量回答"是"。

一个小女孩偶然间看到电视上的一个钢琴家在弹钢琴，她觉得那感觉简直美极了。回到家后，她告诉父母说她也想弹钢琴，父母认为女儿有这个兴趣，并主动要求学习，非常高兴。小女孩的爸爸就对小女孩说："爸爸支持你学钢琴，但是你要答应爸爸要好好学，好吗？"小女孩开心地说："嗯！我一定会好好学的。"但是，事情总是想象起来很美好，实际做起来却是很枯燥的，小女孩很快就厌烦了枯燥的练琴课。一次，小女孩的妈妈送小女孩去上课的时候，小女孩哭闹着说不想去了，她的爸爸过来对她说："学钢琴很枯燥对不对？"小女孩点点头说："嗯！"小女孩的爸爸接着说："那你说钢琴老师弹得很好听是不是？"小女孩又点点头说："是。"小女孩的爸爸接着说："你想不想跟老师弹得一样好听啊？"小女孩又点点头说："想。"然后又说："爸爸，我知道了，我会好好学习的。"

小女孩的爸爸并没有采用直接斥责孩子的方式逼孩子去学钢琴，而是采用一步步诱导的方式，让小女孩在肯定的答复中，一步步想起自己最初想学钢琴的理由，并激发小女孩的自尊心，让她自己主动愿意去上钢琴课。

很多公司在培训销售人员的时候，培训师都会提到一种比较大胆的营销方法——"苏格拉底问答法"。这种方法，就是让销售人员在面对顾客的时候，从一开始便造成对方肯定、同意的心态，只问对方只能以"是"回答的问题，如此继续下去对方的心会朝着销售人员指引的方向前进，一旦方向确定了，对方的心就会不由自主地跟着你走了。

有个电器公司的业务员碰到这样一个问题：一位购买电动机的顾客，不久前到公司来抗议说："你们的电动机太烫了，连碰都不能碰！"跟着顾客到工厂一探究竟的业务员看过后说："既然如此，我不能再要求你继续订购本公司的产品，你当然应该选购质量监督局所订的热度标准以下的电动机才是。"

"是的。"

"根据质量监督局的标准，电动机的温度可高过室温达华氏72度。"

"是的。"

"那么，工厂的室温是多少呢？"

"75度左右吧！"

"75度加72度等于147度喽！这么高温的水，手放进之后，一定会感觉很烫对不对？"

"是的。"

"那么，使用电动机时必须注意，手不要去碰触电动机，否则一定会烫伤。"

顾客觉得业务员说得有道理，于是决定继续订购他们的产品。

当人们在采取拒绝的态度时，人的神经就会紧张起来，态度也会变得僵硬起来，一旦对方的问题能够让自己以正面的态度回应，也就是可以回答"是"时，人们紧绷的神经就会放松下来，此时人们通常会失去戒备心，当别人再提出请求时，人们就会比较容易被说服。

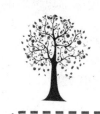

以情动人，感化对方

当年晋武帝司马炎要求前朝臣子李密来朝做官的时候，李密上奏一篇《陈情表》婉言谢绝了晋武帝。李密在说服晋武帝时，采用的就是"动之以情，晓之以理"的方法，让晋武帝深深感动于李密的孝顺之心，然后答应了他的请求。李密本意是不愿事晋，但他巧妙地避开了这一主旨，以奉养祖母为借口，说得合情合理，令人信以为真。其实我们在生活中，也可以采用此方法来使对方动容，从而无法拒绝我们的请求。

常言道，动之以情，晓之以理，情不通则理不达。因此，从某种意义上来说，以情为先是进入对方内心世界，产生亲和力的重要方法。只有实现了心灵的交流和情感的沟通，才能使对方心悦诚服。

这就是以情动人的力量。人非草木孰能无情？在适当的场合，以情动人，感化对方，往往会取得意想不到的效果。

我们在待人接物时，言谈话语中一定要充满着真情实意，这样才会产生语言上的魅力和感染力，从而取得圆满的实际效果。同样，要想把道理说得很清楚，就必须寓理于情，否则虽然很感人、很煽情，但却未必能够取得实际的效果。在实际的交往中，最好的办法应该是动之以情，晓之以理，情理交融，如此，才有无穷的说服力，他人才甘愿信服。

日本著名企业家松下幸之助，十分善于用"句句都在情理上"的方法跟人讨价还价。在他初出茅庐时，总是亲自出马推销产品。每当他遇到杀价高手时，他就说："我的工厂是家小厂。炎炎夏日，工人在炽热的铁板上加工制作产品。大家汗流浃背，却努力工作，好不容易制出了产品。依照正常利润的计算方法，应当是每件××元。现在你杀的价使我们感到切肤之痛，务请用××元承购。"对手一直盯着他诚恳的脸，听他讲完之后，笑道："哎呀，我可服了你了。卖方在讨价还价时，总会说出种种不同的话。但是你说得很不一样，句句在情理上。好吧，我就按你的价格买下来好了。"

松下幸之助采用的正是晓之以理，动之以情的方式，使得对方没有理由继续打压价格，并按照原来所定的价格谈成生意。理——强调自己是按照正常的利润计算法来确定价格，自己并没有抬高价格，双方应该站在公平交易、互惠互利的原则上合作，促成生意；情——描述工人劳作的艰辛，唤起对方的同情。松下幸之助入情入理的话，打动了对方，让对方没有继续刁难自己，并以自己定的价格承购了自己推销的产品。

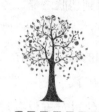

投石问路：
诱导他人述说自己的内心想法

马斯洛是美国著名的社会心理学家、人格理论家和比较心理学家。他认为，人类行为受到各种需求的影响，当某种需求得到满足的时候，人类就会感到某种程度的满足，而这种满足又会影响到他的其他行为。所以，当我们与人交往或是有求于人的时候，不妨从探知对方的内心需求出发，尽自己所能，去满足对方的内心需求，当对方的内心需求得到满足之后，对方就会产生一种愉悦感，而我们都知道，人们在心情好的时候，通常是很容易听进他人的建议、意见或请求的。那么，面对一个陌生人或是不太熟悉的人，如何去探知对方的内心需求呢？投石问路，诱导他人自己说出来就是一个不错的办法。

如何投石问路呢？可以在一开始多多提一些没有实质性意义的问题，如"您最近生意怎么样？""家里都还好吗？""您脸色不大好，有什么烦心事吗？""您对衣服款式有什么特别的爱好吗？""您是希望成熟一点还是可爱一点的装饰呢？"等，这些问题虽然看起来有点烦人，但是却是沟通中必不可少的一个环节，很多人都在这些提问中将自己的内心想法说了出来，或者通过态度、表情等身体语言间接地表达了出来。

投石问路最重要的就是不要太过直接，而要尽量采用婉转的话，通过友好的方式表达出来，这样才不致引人反感。另外，投石问路应避免打破砂锅问到底，当止则止，不要在别人面露难色的时候，还追问不休，那是非常让人讨厌的。

当你在投石问路的过程中探明了对方内心的真实想法后，就要根据对方的内心需求来行事；满足了对方的内心需求，便会取得如你所愿的效果。

一家知名品牌服装店里有两个导购，小青与小白。小青每个月的业绩总是要比小白的业绩好点儿，并且有好多回头客都是冲着小青才过来买衣服的。小青在卖衣服时，有自己的一套方法。每当顾客在店里流连的时候，小青便会热情地上前询问顾客："您好！小姐，请问您是要今年新款还是要打折的？"当顾客无动于衷的时候，她就会自动退到一旁，说："小姐您慢慢看吧，这些都是今年的新款，那边是去年旧款，现在正在打折。"当顾客走到打折区时，小青又说："这些衣服质量都非常好，去年400元、500元的现在都200元处理了，很实惠。"对于追求时尚潮流的顾客，小青的说法是："您好，这是今年最流行的款式，最流行的颜色，您穿出去肯定特别抢眼。"

小青在卖衣服的过程中，先通过询问，得知顾客的真实心理需求，比如有的顾客不喜欢追求时尚潮流而讲究穿衣的实惠性，有的顾客则非常讲究衣服的时尚元素，而不太在意衣服的价格是否实惠，然后根据不同顾客的心理需求，给他推荐相应的衣服，并用最好的词汇来赞美顾客的选择，以促使顾客下定决心购买。

生活中，当我们有求于人，而又跟他人不熟的时候，我们总觉得不好开口。倘若对方是名人或是身份地位很高、有较高的职位头衔时，我们更是会产生胆怯的心理，不敢向对方开口说明自己的请求，这样一来，双方都会陷入尴尬的境地。通常在这样的情况下，你首先得克服自己内心的胆怯心理，要说服自己那没什么，每个人都有需要他人的帮助的时候。然后，你就要想办法打破与对方的那种障碍，拉近彼此之间的距离，也就是要学会套近乎。在套近乎的时候，不妨采用投石问路的方法，从对方的兴趣、近况谈起，从谈话中了解对方的内心需求，了解对方内心的真实想法。当我们了解对方的内心需求的时候，便可以投其所好，取得对方的好感，当对方对你产生好感的时候，你再适时地提出请求，只要是对方力所能及的，对方通常都会乐意帮助你。

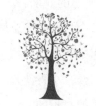

以情动人：
令对方不忍拒绝

每个人都生活在社会中，任何人的一生，都不可能不求助于人，真正成大事者，往往懂得借助他人的力量，而善借外力，必懂攻心谋略；善攻心者，必能用言语感动人。因为人都是感情动物，世间之事也逃不过一个"情"字，求人办事时更是如此。情真方能动人，再铁石心肠的人也难免不为真情所动。

山东某企业家张先生原是东北吉林人。张先生虽已成家立业，但时时刻刻都想念着家乡，因为工作繁忙，一直没时间回去。

王某是张先生家乡所在城市对外联络办的工作人员，最近他在工作上遇到了一点问题——市政府为了创办当地特有产品加工厂，需要一笔不小的资金，当地政府千筹万措，才筹到了总数的三分之一，怎么办呢？王某准备找张先生帮忙。他看了张先生的详细资料后，就判断张先生这时很可能有回家乡投资的意向。因此，在没有任何人员陪同，也没有准备任何礼品的情况下，王某独自一人前往山东。

当张先生听到家乡来人时，欣喜之余也感到有些惊讶，因为久不闻家乡的信息，突然有人来了，该不会是招摇撞骗之徒吧！张先生心里不由得生出阵阵疑心，但出于礼节，他还是同王某见了面。

王某一见张先生这种神情，知道他还没有完全相信自己。于是他挑起了家乡的话题，只讲家乡新中国成立前及这些年来的风貌变化，他那生动的语言，特别是那浓浓的爱乡之情溢于言表，令张先生深受感动，也将他带回了童年及少年时代，想起了那时的家乡，那里的爷爷奶奶，还有邻里亲戚……很显然，张先生内心深处对家乡的记忆已全被王某唤起，蕴藏在心中的那份几十年的思乡之情全部流露了出来，欲罢不能。

就这样，经过3个小时的"聊天"，王某对借钱一事只字未提，只是犹如放电影一般与张先生回忆了家乡的变迁，然而最后，张先生不但主动提出要为家乡捐款一事，还答应了与家乡合资办厂的要求。

俗话说："老乡见老乡，两眼泪汪汪。"案例中的王某就是通过展现乡情来打动张先生的，的确，乡情是以地缘为纽带而结成的特殊缘分，人们在说话办事时可以靠乡情套近乎、拉关系，可以利用乡情打通关节，办成事情。

当然，在求人办事时，打动人心方式是多种多样的，但前提必须是要了解对方的心理，说对味的话，才能真正起到以情动人的目的。通常来说，我们可以从以下几个方面进行努力：

第一，申述自己的处境，以表示求助于人是不得已之举。

20世纪90年代，某国有工厂某车间接到国库券认购任务。这是一个有上百号工人的大厂子，绝大多数工人认购了不同的数额，但偏偏有几个不愿认购的"老顽固"。这几个拥有30年左右工龄的老工人，任凭车间主任磨破了嘴皮，依然不肯认购：

"不是说要自愿吗？我不自愿！"

前后已经开了三次动员会，依然毫无结果。下班时，车间主任把这几位老工人送到车间门口，轻声说："我只讲最后一句：我现在很为难，请大家帮个忙。"

奇怪的是，原先态度还强硬的老工人听了这句语重心长的话，竟纷纷表示："主任，我们不会让你为难。"说完，大家立即转身回去签名认购。

很快，国库券的认购任务就完成了。

一句充满人情味的求助的话，居然比通篇大道理更具有说服力。作为老工人，虽然文化水平不高，但重情义。现在，领导不是讲大道理，而是请他们帮忙。他们想：领导看得上咱，岂能不给面子？就这样，气一下顺了。那位车间主任，在正面强攻不下的情况下，改用避实就虚、迂回包抄的战术，先了解对方的心理需求，然后对症下药，从而达到目的。可见，诚恳的请求，实为有效的说服方法。

第二，充分阐明自己所请求之事并非与被请求者无关，使对方不忍无动于衷、袖手旁观。

当然，表现"情"时不能冷冰冰的毫无感情，也不能表现得过度热情。求人办事时，"情"的展现也只是一种客套而已。怎么恰当地"客套"是值得注意的。欲知其人，先善其思！意思就是说只有先了解了对方的心中所思，才能在语言、行为上知其客套，赢得对方的好感。

用情打动别人这一求人办事的方法，一般用于比较大的或较为重要的事情上，需要我们把对别人的请求融入动情的叙述中。通常来说，一句富有人情味的话，往往比那些大道理更具有说服力。

第四章

赢得真心：
用真情打开他人心扉的心理调节技巧

　　有句诗云："金风玉露一相逢，便胜却人间无数。"这句话的意思是，有情人哪怕只是短暂地相聚，便会陶醉在一刻千金的巨大幸福之中，这是恋爱中人的共同体会。而实际上，有情人要成眷属并享受到爱情的甜蜜，有一点是绝不可少的，这便是语言。因为，爱是需要表达和传递的。只有以语言作为媒介，才能将两颗燃烧的心融为一体。也只有通过语言，才能使爱情迸射出耀眼的光彩。语言要如春风，吹拂悸动的心灵；要如细雨，滋润干渴的心田，才能使爱情之花开得鲜艳夺目，芬芳四溢。

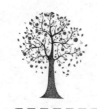

赢得好感：
打开他人心扉的第一步

男女之间谈情说爱，重在一个"谈"字，谈得好就有走到一个屋檐下，同吃一锅饭的可能；谈得不好，必然分道扬镳，甚至反目成仇。可见如何说话，说什么话，在恋爱伊始的交往中，有着举足轻重的地位。毕竟爱情是心与心的相撞，情与情的交流，如要对接得好，必须借助于语言这个工具。在青年群体中，沉默寡言、过于拘谨，绝不是心目中的理想对象。你若能落落大方，谈吐自如，就有可能赢得好感，触动对方情思的脉搏，启开对象情感的心扉。

恋爱双方欲要谈吐投机、渐入佳境，达到两情相悦的目的，了解对方的心理是必要的。俄国作家契诃夫有句妙言："十八岁的姑娘要你的一切，但什么都不愿意给你；三十岁的姑娘什么都愿意给你，但只要你的一片真情。"这就是说，随着时间、条件的变化，人的心理、情感也会变化。而对于初相识的恋爱对象，我们只有说出特别的话，让对方对我们留下特别的印象，才能迅速打开对方的心扉。

李德全就是因为有随机应变的口才而被冯玉祥将军看中的。当年，冯玉祥采取口试、对话的方式择偶。他先问对方："你为什么要同我结婚？"有的姑娘羞涩地说："因为你官儿大，和你结婚就是官太太。"有的女子则钦羡地回答："你是英雄，我爱慕英雄。"对于这些回答，冯玉祥都不满意。后来，他遇到了皮肤黝黑、相貌平平而又不修边幅的女性李德全，她的回答不同凡响："上帝怕你办坏事，派我来监督你！"幽默中显出了她的才智，出众的口才使冯玉祥十分佩服。他们一拍即合，订下了百年之好。

一句"上帝怕你办坏事，派我来监督你"果然与众不同，这句特别的情话让冯玉祥眼前一亮，他们一拍即合也自然是情理之中的事。的确，人们愿意听特别的情话，是因为愿意它显得真实，而非流于言表的奉承之词。可见，我们说什么，要根据交往对象的具体情况而定，从其心理出发，想要说出特别的话就容易得多。

那么，我们该怎样说话才能显得特别而打动对方的心呢？对此，我们可以采取以下步骤：

1. 谈吐大方，适当寒暄以消除双方的陌生感

第一次见面，男女双方总会有一些羞涩之感，但不要遮遮掩掩，也不应惜语如金，而要主动启口，坦率大方。

初次交谈没有固定模式。可单刀直入，开门见山，谈及自己的"概况"，如年龄、工作、文化程度、脾性、嗜好等；也可先谈些天南海北的见闻，谈点花草虫鱼、车马行人、电影电视、旅游观感之类不着边际的"闲话"。你要尽可能了解对方的兴趣爱好，若是交谈双方都颇感兴趣的话题，就容易心心相印，情感交融。当然也可谈及一方了解、另一方却又不甚熟悉的内容，只要对方洗耳恭听，就说明两人话语投机。你如谈的是别人的故事，需适当加上自己的评论，还要随时观察对方的反映。有时，你不妨投"石"试情，谈到别人对你们之间交往的议论，这也许能探到对方的心思。当然，操之过急，急于求成，不注意分寸是不行的。至于对方的风度、才华、穿着、打扮，你表示赞赏，不谓不可。但也不能言过其实、任意夸大，充斥溢美之词，这反而会使人觉得你是在一味讨好、奉承，引起反感。在赞赏之余，你可适当提出一点你的建议，比如穿戴怎样得体，房间怎样布置，生活怎样安排等。语言的表达应该清楚、直率，含混不清、是非难辨往往会造成误会。

2. 委婉表达，将表白的话语说得含蓄些

流露情感应隐秘、曲折些，这更合乎东方民族的传统习惯。向异性求

爱，有些话是难以直接启齿的，完全可以说得含蓄些。电影《五朵金花》中的金花问情人："蝴蝶飞来采花蜜，阿妹梳头为哪桩？"《阿诗玛》中的阿黑试探阿诗玛："一朵鲜花鲜又鲜，鲜花开在岩石边，有人想把鲜花戴，又怕崖高花不开。"话虽婉曲，但真情溢于言表。

3. 让爱情瓜熟蒂落，水到渠成

而同时，与恋爱对象交往不深或者是初次相见，好像处于云雾之中，许多情况只是初见端倪，未来还难以预测，所以，轻易就进入"实质性"交谈就显得过于唐突了。如果贸然说："你心中的爱人是什么样的？""啊，你太使我陶醉了，嫁给我吧！""我太爱你了，我跟你一辈子！"……只会落得难堪的结局。须知"好雨知时节，当春乃发生"。一切谈吐均应顺乎自然。那种出自真诚而又经过选择的话题才是令人喜爱的。通过多次交谈，仔细察言观行，必然会使你对对方有深入的了解，那时自然会瓜熟蒂落，水到渠成了。

俗话说，言为心声。如果我们能抓住恋爱对象的心理，然后驾驭好自己，我们就能在与恋人的接触中，将丰富的思想、复杂的情怀、微妙的心声用妥帖、与众不同的话语表达出来。

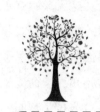

畅谈未来：
令对方领会你的爱

恋爱双方，欲要谈吐投机、渐入佳境，达到两情依依的目的，肯定会谈及未来。人们常说的海誓山盟就是对未来的承诺。但实际上，任何人、任何事都是处于不断的变化之中，"爱你一万年"的承诺显得那么无力。而事实上，每个恋爱中的人都需要承诺，因为只有有未来的爱才是真实的。同时，爱情的世界里也必须有面包、牛奶，而不是柏拉图式的。两个相爱的人经过了一段时间的了解后，势必会谈到结婚和未来的生活，但如果一个男孩对他心爱的女孩说："我可给不了你未来，我不喜欢结婚。"即使这个女孩再喜欢这个男孩，估计她也会"扬长而去"。

那么，恋爱中的人们该怎样对恋人巧谈未来，从而让对方对彼此间的爱情产生更多的信心呢？

1. 宣誓法

通常来说在情感方面，女子更含蓄些，表现出娇嗔、矜持，但有时又过于羞涩、执拗的特点。男子则显得外露、热情奔放。所以一般来说，男孩为了获得女孩子的芳心和信任，都会在爱情渐入佳境时对女孩宣誓。但也有一些情感热烈的女孩，她们性格大方，也会向心上人做出爱情的承诺。

丽丽与黎明从小一起长大，可谓青梅竹马，两小无猜。随着他们慢慢长大，心虽相知但表面却似有了距离。原因是黎明家穷，丽丽的父母不愿他们相好，怕他们的女儿受苦。黎明知情，自感愧怍，埋藏了心中的爱情之火，丽丽多次约黎明，他都借故推托。黎明心想，我们虽都有了爱慕之心，但并未相互挑明，为了不耽搁丽丽的前程，还是永远不挑明的好。当丽丽的父母要为她找对象时，丽丽决心无论如何都要跟黎明认真谈一谈。这天，她终于堵住了黎明，刚要挑明话题，黎明就要离开。丽丽知道黎明的想法，便对黎明说："我看了一首诗，觉得很好，但又不完全理解，想叫你给我讲讲。"黎明问她是什么诗。于是丽丽取笔写下："上邪，我欲与君相知，长命无绝衰，山无棱，江水为竭，冬雷阵阵夏雨雪，天地合，乃敢与君绝！"黎明一看，沉默一阵说："东风恶，欢情薄。"丽丽知道这是陆游的词句，是说家人是他们爱情的障碍，便说："我读不懂的诗，就是我的誓言，陆游与唐婉的故事不会重演。"黎明默默地点头，他们在苦涩的泪水中拥抱。

丽丽在黎明不敢正视现实，回避爱情之时，巧用古诗释疑，表露心迹，让黎明知晓她对爱情的坚贞不二，避免了有情人各奔东西的结局。

2. 不要对爱人唱"我只在乎你"

《东京爱情故事》中完治对莉香说：让我来背负你的未来，太沉重了。莉香伤心之至，一个巴掌掴过去。太爱完治，拼命想留在他身边，但最后只能远走他乡，不带走一片云彩。

的确，任何人都不能承担另外一个人的未来，即使这两个人再相爱。因此，我们在和爱人谈未来的时候，不要说"如果没有你，我会活不下去"或者"你离开我，我就去死"之类的话。即使谈婚论嫁，爱情也应该保持适当的温度和距离，双方才能如沐春风。像《过把瘾就死》中杜梅那样拿菜刀逼方言说"我爱你"，得到的只能是愤然反抗。还是李敖说得好，"只爱一点点"。为此，即便是要给对方关于爱情的信心，我们也依然要注意以下几个方面：

（1）永远不说多爱你。卡斯特罗有句话可谓真知灼见：女人永远不要让男人知道她爱他，他会因此而自大。

（2）尽量不要在经济上有纠葛。金钱是个敏感的话题，恋爱男女一涉及现实利益马上翻脸的例子不在少数。感情归感情，金钱归金钱，还是应该泾渭分明，免得赔了夫人又折兵。

（3）不要逼婚。太爱一个人就会想要天长地久，这时候就渴望起世俗婚姻了。一个劲在男友面前提婚纱啊买房啊，把结婚的渴望明明白白地挂在脸上。如果对方想结婚不用你暗示也会去买戒指，反之你的渴望会吓跑他。

（4）不要天天厮守。爱情的生命力是有限的，要让爱情寿命长一点就要保持一个适当的距离。如果有了肌肤之亲，千万别摆出一副非你莫嫁的样子。

（5）对方永远只是一部分。三毛曾经说我的心有很多房间，荷西也只是进来坐一坐。要有自己的社交圈子，别一谈恋爱就原地蒸发，和所有的朋友都断了往来，这只会让你的生活空间越来越狭窄。

邓丽君有首歌《我只在乎你》，这首歌不要随便去对爱人唱，就算对方刚开始很感动，渐渐地也会觉得压抑，说不定还会苦口婆心劝你说我有什么好的，不值得你这样。

总之，我们在和爱人谈及未来的时候，为了给足对方爱情的保证，可能会做出一些承诺，但凡事有度，说话也是，"一年之内我会成为千万富翁，给你最豪华的生活"这样的大话自然是不可说的，"我不能没有你"这样的话也会让对方窒息。在未来的问题上，我们只有把话说得真实、情感真挚，才会让对方领会我们的爱。

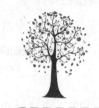

爱意表达得越真实，
对方心里越充满安全感

　　语言是一门艺术，恋爱中的语言的作用更为明显。如果我们懂得表达，可以使彼此感情发展迅速，彼此的心可以拉得很近；但是如果男女双方中的任何一方，语言使用不当，就会造成彼此双方感情的疏远。

　　现代生活中，人们的示爱行为越来越由暗示性趋向于直接的亲密动作，而且男女的个性差异在一部分开放的女孩中似乎正在消失。据心理学家分析，爱情的来临使人带有比平时更强的非理性化。人的行为中，感情、动作的沟通往往比语言还快。这也使得人们对理想概念中的爱情产生一种质疑。而事实上，人们更倾心于爱的传统表达方式——语言。

　　恋爱中，双方关系能否取得突破，很多时候，要看我们如何表达爱。也有很多时候，在与爱情的遭遇战中，我们不是输在"不爱"，而是输在不知道"如何表达爱"。

　　生活中，我们发现有这样的情话对白：

　　"你爱我吗？"

　　对方的回答一般是："爱。"

　　而接着，这个发问的人会继续追问："那爱我哪里？"

　　"哪里都爱。"

　　这个回答似乎合情合理，但实际上，对方会有一种被敷衍的感觉。有些人会说，爱一个人是没有理由的，实际不然。爱一个人会留心观察对方的每一个细节，至于那些"爱我哪里"的问题，如果你回答："我最爱你的眼睛，每当我们在一起的时候，我会注意你的眼睛，当你睫毛颤动的时候，我的心也随之跳动。"或者："我爱你身上那股忧郁的气质，当初，就是这股气质吸引了我，让我不可自拔地爱上你。"相信这样的回答，定使对方心里充满安全感。可见，爱表达得越真实、越细腻，也就越能给对方以信任，对方也就越有安全感。

那么，恋爱中的男女，该怎样把爱表达得更真实呢？

1. 坦率表达

这种表达爱的方式十分简明、直率，不虚伪造作，大胆地、毫无保留地向对方倾吐自己的感情，是一种单刀直入、直接挑明的方式。这种表达爱的方式固然直接，但却显得真实、可爱。

一般而言，性情直率、凡事喜欢开门见山的人宜用此法。

显然，对于几经磨难或交往比较深，有一定感情基础，或两个人已经暗地互相倾慕，只需"捅破那层窗户纸"的恋人来说，坦率地直抒胸臆表达爱情不但省力，而且也别有一番风味。电影《锦上添花》里的铁英，在对段志高表示情意时，一点也不拐弯抹角："痛痛快快地说吧，你喜欢不喜欢我们这个地方，喜欢不喜欢我们这儿的人，喜欢不喜欢我？我就喜欢你！"

列宁的求爱也是直截了当。列宁向克鲁普斯卡娅求爱时就直截了当地说："请你做我的妻子吧！"而一直爱慕列宁的克鲁普斯卡娅也回答得很干脆："有什么办法呢，那就做你的妻子吧！"列宁的求爱言语简明扼要，感情诚挚，有种令人以难以抗拒的力量。

2. 悬念告知

当感情发展到一定程度，就应该抓住时机，向你的心上人表达爱意，为了避免直露的生硬，可以运用更加巧妙的方式，使得表达爱的方式新颖别致。

马克思年轻的时候向燕妮表白爱情就是一个成功的典范。在一次约会中，马克思显得满脸愁云，他说："燕妮，我已经爱上了一个姑娘，决定向她表白爱情，不知她同意不同意。"燕妮一直暗恋着马克思，此时不禁大吃一惊："你真的爱她吗？""是的，我爱她，我们相识已经很久了。"马克思接着说："她是我碰到的姑娘中最好的一个，我将从心底里爱她！""这里还有她的照片，你愿意看吗？"说着递给燕妮一个精致的小木匣。燕妮接过来，用颤抖的手打开后立刻惊呆了。原来里面放着一面镜子，"照片"就是她自己！立刻，一股热流涌上心头，沉浸在幸福和甜蜜之中的燕妮猛扑向马克思的怀抱。

这样，马克思既作了聪明的试探，制造紧张气氛，让深爱着他的燕妮在惊讶中误以为他另有所爱，在这过程中他察觉到燕妮的痛楚、失落的表情，又及时诱导她揭开悬念，原来匣子中的"照片"就是自己，马克思明确地表达了爱意。事后，这位最富有牺牲精神的夫人每当回忆这件事时，便会产生甜美而富有想象意味的情思。

这就是制造悬念求爱法：先制造一个悬念，有意让对方误以为自己爱上别人，给对方造成一种欲爱不成，欲割难舍的状态，"引诱"对方一步步"上当"，然后，突然使对方恍然大悟，实现爱的转折，出现先惊后喜的心理效果。

3. 借物暗示

心中有情而欲结良缘，又怕对方不答应，可以采用暗示法，这样，既不必担心开罪对方，又可以收到知其心意的效果。

小伙俊与姑娘兰互有好感，俊性格外向，兰内秀少言。俊虽已感到兰有意于自己，但又见兰常沉默无语，有时他说一些开心的事，兰往往仅淡然一笑，弄得俊心里直犯嘀咕。一次，月上柳梢头，他们人约黄昏后。俊欲探兰的心里到底有何想法，便对兰说："我有一枝红玫瑰，不知该送给谁。"兰望着圆月，有些心不在焉地说："你爱送谁是你的自由。"俊见状，觉得兰似有拒绝之意，便说："我想送给一个人，但又怕人家不赏脸。"兰说："也不一定，你可以试一试。"俊见有希望，便说："我怕一试，人家不要，我会很伤心。我有个预感，人家对我不满意。"兰说："也许人家满意而你没有勇气。""那我就把玫瑰送给你，你愿意接受吗？"兰见状，微笑着说："那要看你心诚不诚。"至此，俊完全明白了兰已接受了他的爱，高兴得跳了起来。

俊用"送你一支红玫瑰"这种借物暗示法，避开了话锋，在试探中测出兰对他的爱。这一席对话，可谓步步深入，凭借玫瑰，运用暗示语，揭开了爱情的面纱，在含蓄中品尝着爱情的果实，那甜美的滋味浸润着心田。

总之，我们在用语言表达爱的时候，表达方式越特别、越真实，越能带给对方心理上的安全感，我们的爱情也就越有保障。

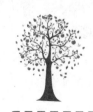

消除对方疑虑，
巧妙回答敏感问题

恋爱中，人们为了证明爱情的可靠，通常会问爱人一些敏感的问题，比如，一个男士因为贫穷而害怕失去自己心爱的女孩，他会问："如果给你5000万，条件是离开你的爱人，你会同意吗？为什么？"如果这位女士的回答是："肯定会离开呀，这么多钱！"那么，这位男士必将伤心不已。再比如，尚未确定恋爱关系的一对男女，男士想更多地了解女士，他会问："你最希望从朋友（不包括爱人）那里得到的是什么？"如果这位女士回答："我希望我未来的丈夫能有车有房。"那估计，这位男士会认为，这位女士是冲着自己的钱来的，再谈下去已无必要。恋爱中，我们经常会遇到诸如此类的敏感问题。此时，如果我们的回答能让对方满意，消除其顾虑，那么，这对于双方感情的增进是有帮助的。而假如我们不善言辞，那么，也可能原本关系发展良好的两个人会因此产生心灵的隔阂。

在罗马尼亚农村，未婚女婿的口才显得至关重要。这里，小伙子首次去姑娘家时，礼品是不用带的，但跨入门槛前，必须先从容地朗诵一首古诗，还要接受未来岳父的五花八门的考验，若不能对答如流，往往领不到"入场券"。有幸通过第一场"考试"的小伙子，刚跨进正门，就有一位满脸皱纹、干瘪奇丑的老妇对他微笑致意，姑娘的父亲揶揄地问："你找的可是她？"小伙子必须在一阵哄笑声中镇定地作答。假若他发窘语塞，其命运就会凶多吉少。接着，未来的岳父一次又一次地将邻村媳妇，甚至一只花猫

"请"到座椅上，并连连发问："这才是你的心上人，对吗？"小伙子必须在嬉笑声中脸不红、心不跳，神色自如地描述心爱的姑娘的容貌、身材、脾气、性格，一直说到大家满意，小伙子真正要找的美丽姑娘才羞答答地被唤了出来，这时，他的婚事才算有了着落。

一个小伙为了娶到自己心爱的姑娘，需要经受这么多的"盘问"，而他的回答只有让众人满意，他的婚事才有着落。可见，在爱情的世界里，我们要经受各种各样的考验，当然，现实生活中，我们要想让对方消除顾忌和疑虑，从而获得爱情，所作的回答只需要让对方满意即可。

那么，在遇到这些敏感话题的时候，我们该怎样回答呢？

1. 领悟问题的含义，避免"望文生义"

一位个性内向害羞的年轻人，暗恋一位女同事很久了，可是一直不敢表白。后来这位女同事跳槽到另外一个公司了，临走的时候，给这位年轻人留了一封信。年轻人打开一看，信封里面只有一张用笔戳破了一个洞的白纸。年轻人一下子泄了气，想："她是叫我看破，不必太认真。"

后来，年轻人失落了很长一段时间，才让自己的心情慢慢地平复。两年之后，这位年轻人接到了那位女同事的电话，邀请他去参加自己的婚礼喜宴。在电话中女同事说："有一件事我想问你，你看过当年我留给你的信了吗？"年轻人叹口气回答："看过了。"女同事问："那你为什么没有再和我联系？""你不是让我看破吗？所以……"没等他说完，女同事气恼地说："哪里是要你看破，我是要你突破！"

在这里，我们发现，这位年轻人之所以会失去这一段爱情，就是因为他没有正确理解女同事的意思，造成了误解。这就是"望文生意"带来的后果。也就是说，在面临有关对方的一些敏感问题时，首先，我们要正确理解对方的含义，否则，就容易出现文不对意的结果，并会因此而造成误会，影响双方的进一步交往。

2. 委婉表达

英国哲学家培根说："交谈时的含蓄和得体，比口若悬河更可贵。"两性相恋，两情相悦，语言交谈是表达感情的重要方式，它直接反映着爱情的格调、品位，关系到爱的生存和死亡。每个人的性格气质、修养、身份、经历不同，就会有不同的交谈特点，或诙谐幽默，或直白朴实；或真诚坦率，或含蓄委婉。过分的亲昵，肉麻的表白，反而显得缺乏修养，轻易就开口山盟海誓更会让人感到缺乏真情。

委婉表达方式同样适用于那些敏感的问题，比如，对方希望从你口中获知你对他的态度，此时，如果你直接说"我愿意"，则显得太过袒露，而如果你回答："以后你负责洗碗还是做饭？"对方则立刻了解你的态度。同样，如果是拒绝，委婉的语言也更容易被接受。

可见，人们在谈恋爱的时候，如果能巧妙地掌握和动用"婉言"这一绝妙的交谈方式，情窦深处就会充满温煦的阳光。"曲径通幽处，禅房花木深"，通过那弯曲的小道，去寻求幽静高雅花木葱茏的爱情胜境。尤其是初恋男女，彼此间的心灵尚未彻底沟通，各自都在揣摩对方的心理，品味对方的性格，甚至在衡量对方与他人的优劣长短。此时，他们会提出各种敏感的问题，而只有用婉言才能更巧妙、更有效地打动对方的心，拨响爱的琴弦，提高恋爱的成功率；也只有用婉言，才能在不同场合、环境下，促使美妙奇异的爱情的产生。

"哪个男子不钟情，哪个少女不怀春"。爱情似一杯美酒，有醉人的醇香，也有恼人的苦涩。总之，处在谈情说爱季节里的年轻人们，不要因为自己不会"谈"、不善"谈"，结果把爱情变成了一杯苦酒，面对那些敏感的问题，要巧妙回答，然后把这些恋爱中的问题当成加深彼此感情的催化剂。

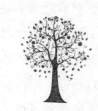

说点"醋话"，
向爱人表明心意

有些人要证明自己和情人爱得有多深，会仿效某些模范夫妻，抓紧每个当众表现的机会，来表示情人有多爱自己；也有些人选择反证，借刺激对方的醋意，来衡量爱情的深度——对方越容易为自己吃醋，便表示对方越爱自己。后者这一方法被人们屡试不爽。可见，我们要想向对方表明爱意的话，可以说些暗示性的"醋话"。

对于那些恋爱中的男女来说，都有这样的心理，那就是一旦存在了竞争者或者情感的威胁者，他们会立即采取措施，言语反击就是一个重要手段。比如，我们可以发现，生活中，很多男孩会对自己心爱的女孩说："为什么你身边总是有一些怀有不良动机的人呢？我会替你赶走他们的。"乍看，这句话似乎很平常，但实际上，则是这位男孩的"醋话"，聪明的女孩儿一般都能听出个中含义，而如果这位女孩也喜欢这个男孩，在听到这些话后，自然会和其他男孩保持距离；而如果她对男孩并不在意的话，则只会一笑了之。

在恋爱的过程中，很多人为会采取类似的方法向心爱的人表明心迹：

贝贝与小鹏从大学开始就恋爱了，贝贝是学校的校花，追求的人自然不少，直到毕业后，那些追求者仍然不死心。其实，贝贝也知道，小鹏是爱自己的，但有时候小鹏就像个榆木疙瘩，连句情话都不会说。于是贝贝想出个办法，她对贝贝说："我今天有个约会，是上大学时的那个王志，今天下班后你不用等我了，自己回家吧。"

小鹏一听，心里急了，但又不知道说什么，只好点了点头。但下班后，小鹏却尾随贝贝到了约会地点。突然，小鹏看见那个王志想对贝贝动手动脚，他冲上前去，对王志说："我跟你说，贝贝是我女朋友，这辈子，她都是我的人，你休想打她主意。"小鹏一副想打人的架势，王志一看目的达到了，也就离开了。而此时的小鹏一把把贝贝拥入怀中，对她说："以后任何男人的约会你都别去，我会对你好一辈子！"这时的贝贝已经心里乐开了花。

这个爱情故事中，女孩贝贝为了证实小鹏是否爱自己，便采取了一次试探行动，让小鹏的醋意被激发出来。虽然借助了一个小小的谎言，却给自己和恋人都吃了一颗定心丸。

在我国，男女青年热恋，一般较少像西方国家那样，十分明确地告诉对方"我爱你"。这种方法虽直截了当，然而由于戳破了那层纸，即刻便因失去了神秘感而索然无味。因而，示爱的方法多采用话不挑明，却让对方在焦急中意会。而说"醋话"进行暗示，也成了人们挑破关系的一个重要方法。

我们再来看看一则爱情故事：

秋燕与栓宝热恋时对他说："我想给你找个做饭的。"栓宝说："她长个啥模样？"秋燕说："她的模样长得和我一个样。"栓宝问："那她叫个啥嘛？"秋燕红着脸："她的名字……名字……我先不告诉你。"栓宝说："反正到了那一天……"秋燕说："那一天到底是哪一天嘛？"栓宝说："那一天就是那一天。"

这种示爱方式正是运用醋意来达到目的的，也的确十分特别。秋燕故意扮作媒人，以"红娘"的身份作掩护，于是，她便能较自由地透露自己的心迹，让栓宝意会其情。而正因为秋燕运用了悬想意会之言语，才使得他们在恍惚迷离中沉浸于一种神秘而又甘甜的意趣中。如果一语道破，反倒会产生一种失落感。

的确，恋爱中，恋爱双方谁也不愿最先捅破那层纸，痛快淋漓地表露心迹。有许多本可成就美满姻缘的恋人，往往会在这种僵持中丧失勇气，丢掉了大好时机。而这种暗示的方法则成了人们避免羞怯的一个好选择。

那么，我们如何利用这一心理策略向对方暗示爱意呢？

1.因人而异，注意"醋话"的度

曾经有人这样说：每个人都是一个独立的容器，容器的体积有别，容量自然不同。当一个茶杯碰上一个水壶，即使茶杯已倾尽所能，水壶还是觉得不够。相反，水壶却能轻易将茶杯斟满，只有两个体积相似的容器遇上，才能各得其所。也就是说，不是每一个人都愿意接受你的"醋话"的暗示，当然，这需要我们自己把握。

另外，正如每个人对酸性食物有不同的反应，有些人喜欢吃面时多加醋，有些人加了一点就感到酸溜溜。同一道理，相同的一件事，在别人身上能增添几分情趣，在对方的内心却是倒海翻江。

比如，如果你们一度关系过敏，你过重的醋话，可能会对导致对方自信不足，也可能让其成了惊弓之鸟……

2.因时而异，别让对方会错意

也就是说，针对双方关系的深浅，对于这种"醋话"的程度，也是有要求的。如果彼此关系不深，我们应该注意调节"个体空间"距离，不要说些"醋意"很浓的话，不然就会引起对方的反感，特别是女子，会给人以轻浮之感。男方如这样，则又会被对方看作纨绔子弟。

同时，我们要注意说话的氛围，说话时要放松情绪，调节气氛。消除双方因过多顾虑而带来的过于谨慎的言谈是非常必要的，约会时的一次"冷场"，往往会给双方带来较为严重的负面心理积淀，而这种负面心理会化作一种沮丧、退缩的行为，从而影响以后约会时的语言表达能力。

总之，如果我们能掌握好利用醋话来暗示这一爱情心理策略的话，就能给心爱的人吃一颗定心丸，这对于双方关系的促进是极有帮助的。

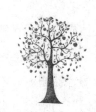

不把话说满，
令对方回味你的情意

男性和女性之间的恋爱追逐就像一场别开生面的心理较量，无论哪方，谁只要先放弃自己的心理战场，谁就被对方俘虏了。语言是传递爱情力量的工具，故而有些人认为，最直白、透明化的语言最能表明一个人的内心世界，也能传递最强大的情感力量。此话不假，但我们若是希望对方也能给予最热烈的情感回应，就不必把话说满。说话点到为止，才能让对方回味你的情意。

莉莉23岁了，她从小家教严格，是个很传统的女孩，从来没有考虑过在结婚前与男友发生更进一步的关系。她说她非常爱自己的男友，男友对她也很好，可以说呵护备至。但最大的问题是，最近两个月来，几乎每次独处的时候，男友都要求和她发生关系，她不知道该怎么拒绝。起初男友只是暗示，她假装听不懂，把话岔开。可是由于莉莉性格温柔，从来没对男友强硬过，所以，男友越来越"放肆"，经常用动作来赤裸裸地表达自己的欲望。

一天晚上，男友约她到家里看影碟。男友被影片中的一些情节刺激了，居然把她扑倒，差点强暴了她。莉莉哭了，从来没有哭得那么厉害。男友被吓住了，才没成功。

事后，男友非常痛苦，反复对她说："我爱你，为什么你不信任我？"莉莉哭了一夜，感到很无助。她不想跟男友分手，却又不知道该怎么让他明白，自己现在真的不想要。后来，朋友苏娜教了她一些说话的技巧，她说了一些严肃的话，把男友说得哑口无言，不仅打消了"邪念"，还对她肃然起敬。

她说："新婚之夜是我一生最美好的时刻，我希望能在那时和你互相拥有。既然你爱我，能不能帮我实现这个愿望？"从那以后，男友就没有再提出这方面的要求。结婚后，他对她说："坦白地说，我忍得辛苦，但也觉得，能够经受住诱惑的女人，值得珍惜。"

莉莉的这种拒绝的说法是值得很多女孩学习的。的确，面对爱人的肌肤之亲的要求，如果你板着面孔说不，甚至指责、嘲讽，结果不外乎是你坚持了原则，对方丢了面子，你们的感情蒙上阴影或者直接就散了。对于这样的情况，我们还可以这样点到为止地说：

（1）我很爱你，如果你也真的爱我的话，请尊重我，尊重我的选择，也尊重你自己，让我们一起在自我约束中走向成熟，好吗？

（2）若真有缘分，我们总会属于彼此，既然你说你真的爱我，那为什么不把这最美的一刻留到新婚之夜呢？

（3）我想我们都不是小孩了，这种要求是很自然的，可是正因为我们不是小孩了，对待这种事更需要理智一点，不是吗？

当然，除了拒绝不合理请求外，恋爱中需要我们说话把握度的地方还很多，比如，与对方初次相识或者求爱过程中，说话点到为止，能体现一个人说话的水平和艺术，也能让对方回味你"话中话"的含义，从而对其起到一定的心理暗示作用。具体来说，可以根据以下几种情况，采取不同的说话方式：

1. 暗示爱意

比如，一个男孩想对心爱的女孩表白，可以这样暗示："上次跟你见面回去后，我又独自在公园里徘徊，虽然时间已经很晚了，可是我却没有一点儿倦意。我觉得那天的夜色，好美，好静！"这样说，显得神秘、温馨，如果那个女孩对你也有爱意的话，自然会明白你这些话的含义，也会做出相应的回应。

而如果情况相反，女孩若想对心仪的男孩表明心意，可以这样说："每次和你约会时，我总是在衣柜里翻半天，老觉得每件衣服都不好看，真觉得自己有点发神经了……"这样说，显得你俏皮、可爱，更深远的意思则已经悄悄流露出来了，对方必定会为你所动。

2. 说些善意的谎言

例如，有的女孩很会为自己的男友着想，担心对方的经济能力不够，因此，在约会的时候说："不知道怎么回事，我对出租车有畏惧感。""每次坐在高级餐厅或咖啡厅时，我总觉得浑身不自在，觉得那种地方过于严肃，不适合我。说起来，我还是喜欢坐在阳台上欣赏夜色，吃自己煮的面，这样没有拘束感。"若对方没有充裕的经济能力，听到这些话，一定会为女方的温存体贴而感动。恋爱中的男女之间，这种善意的谎言通常是能被对方"识破"的，但却能收到很好的效果。

当然，在恋爱中，需要我们说话点到为止的情况还很多，这需要我们把握这门说话的艺术，在三言两语中让对方明白我们的言外之意。

第五章

有效说服:
让他人快速同意自己意见的心理调节策略

当我们想要使他人同意我们的观点或者接受我们的意见时,往往要不遗余力地使出浑身解数,说尽千言万语,可结果未必成功。这就涉及一种说服他人的技巧,如果能够熟练掌握说服他人的心理策略,有针对性地进行说服,那么成功的机率就会大大增加。

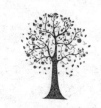

越是熟悉的事物，越容易产生共鸣

人们总是对于自己熟悉的人或事有种天然的亲切感，诸如"同姓三分亲""老乡见老乡，两眼泪汪汪"等，这种亲近感可以拉近彼此的距离，增进彼此的感情。如，你在国外留学的时候，周围的人都说的是外语，突然有个人跟你用母语打招呼，你会倍感亲切，而无论你对这个人的了解有多少，你总是会更愿意去信任对方，而当对方向你寻求帮助的时候，你也会因"同是天涯沦落人，相逢何必曾相识"的惺惺相惜之情，尽力帮助他。

人们对于熟悉的人或事会有种天然的亲近感，我们可以利用这种亲近感来跟他人进行很好的沟通，进而说服对方同意我们的观点。要想说服他人首先要让他人知道自己正在说些什么。很多时候，除非你能引用他人的经验让他理解你所说的话，否则，他甚至不知道你在说什么。比如，你想告诉别人一个标准足球场的大小。你可以跟学校的学生说，它大概有几个他们学校的操场那样大，你也可以告诉街上的人它有几个街道长、几个街道宽，街道要是他们熟悉的。因此，与人交流时，要想方设法地运用对方所熟悉的语言，使其能迅速理解自己想说的话。

一次，许多摄影记者把石油大王洛克菲勒的儿子和三个孙子包围住了。本来他们是出去旅行的，洛克菲勒的儿子不想让孩子们的照片曝光。为了让那些摄影记者扫兴，同时又达到自己的目的，他就想方设法让他们主动接受他的意见。他不把他们当摄影记者，而当成一位父亲或将要做父亲的普通人，与他们交谈着，他合乎情理地提出自己的意见：把小孩子的照片登在大众读物上对儿童的教育是不利的，你们将来也不希望这样的事情发生在你们自己的儿子身上吧？这些记者也认为他的想法是十分有道理的，最后就很客气地告辞了。

洛克菲勒的儿子巧妙地让摄影记者从自身的角度出发，启发他们意识到把小孩子的照片登在大众读物上对儿童的教育是不利的，从而让他们主动放弃原来的想法。

电话机的发明者贝尔有一次去筹款。他到一个大资本家斯贝特先生的家里，他希望斯贝特能够给他正在进行的新发明投资。但他知道斯贝特是一个脾气古怪的人，而且向来对于电气事业不感兴趣，也不甚了解。但是他家里放着一架钢琴，于是贝尔找到了说服斯贝特的切入点。这天，贝尔去斯贝特家拜访，他希望这次能够成功说服斯贝特。他开头时并没有说明自己的意图，没有像其他人一样告诉投资人他会获得多少利润，也不向其解释科学原理。他只是坐在钢琴旁，弹着钢琴，忽然停止，然后向斯贝特说："你可知道，如果我把这脚板踩下去，要这钢琴发一个声音，这钢琴便也会重复发出这个声音来。这事你看有趣吗？"斯贝特觉得这很有趣，于是便放下手中正在阅读的书本，好奇地询问贝尔，然后贝尔详细地向他解释了和音和复音等电话机的原理。这场谈话的结果是，斯贝特心甘情愿地负担了一部分贝尔的实验经费。

贝尔将其新颖的想法混合于司空见惯的事物之中，从斯贝特熟悉的钢琴出发，将自己的想法巧妙地展示给斯贝特，从而让斯贝特生产生兴趣并主动负担了他的部分实验费用，达到了说服斯贝特的目的。

当你想让他人对你感兴趣并相信你时，你应该从他们的经验和需要入手，渐渐接近他们，用他们习惯的语言表述你的想法。这不仅需要你使用他们熟悉的词语，还要使用他们的语法习惯。如果想引起他人的注意，首先应该使其产生好奇心。越是富有戏剧性、出乎意料的东西，越能帮你达到理想的效果。

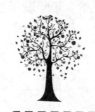

顺着他人的心意表达，能够快速得到认可

当我们向他人推销或是向别人提出某个建议时，要首先通过各种途径来了解对方的心理和想法，然后再依据对方的心理来组织语言。比如，当你向别人推荐一款保湿化妆品时，如果对方的脸上皮肤很白，但是毛孔粗大，你可以这样说："毛孔粗大是因为皮肤缺水造成的，皮肤水分充足了，毛孔就会变细了，这款产品保湿效果很好，可以帮助你补充皮肤水分。"而当你遇到一个满脸痘痘的顾客时，你可以这样说："皮肤长痘痘一方面是皮肤清洁没有做好，另一方面是水油失衡造成的，皮肤水分不足，油脂分泌过旺，就会阻塞毛孔；毛孔被堵住了，痘痘就起来了，其实只要将皮肤水分补足了，水油达到平衡了，就能改善皮肤，避免脸上长痘痘了。这款产品的补水效果挺好的，很适合你。"同一款化妆品，同样的功效，从对方的角度出发，考虑对方的需求心理来组织语言，暗合对方的心意，便能让对方满意。然而，如果化妆品销售员不会迎合顾客的心理，顾客明明是想祛斑，他却推荐顾客用保湿的，顾客明明想除皱，他却使劲地向人推荐美白产品，其后果不仅是不能将产品成功推销出去，还可能引起顾客的反感甚至投诉。

那么，我们如何使自己的建议能够暗合他人的心理呢？这就要将心比心，换位思考。假如被说服的是自己，自己会怎么做呢？将自己放在对方的立场上，想想看如果自己就是对方，哪种方法会更容易接受一些呢？如果我们在向他人提出建议之前能够将心比心地思考一番，那么就能够了解对方的情绪及心意，便能顺着他人的心意来组织自己的语言。这样，效果便会更好一些，更能让对方接受自己的想法。

有一位编辑向一位名作家邀稿。那位作家一向以严肃、难以对付著称，所以这位编辑在去他家之前，感到既紧张又胆怯。那次他跟那位作家的交涉果然没有成功，因为无论编辑跟作家说什么，作家都说"自己很忙""没有时间"之类，再加上从作家一直表情很严肃，这让编辑有点沮丧又无可奈何，于是他打算结束这一次拜访。突然，他脑海中闪过一本杂志刊载有这位作家近况的文章，于是，就对作家说："先生，听说你有篇文章被译成英文在美国出版了，是吗？"作家猛然倾身过来说道："是的。""先生，您那种独特的观点，英文不知道能不能完全地表达出来？""我也正担心这点。"接着他们滔滔不绝地讨论起来，气氛也变得融洽，最后作家答应为编辑写篇稿子。

当那位编辑跟那位作家讨论他目前最在意的那篇被发表在外国杂志上的文章时，作家便来了兴趣，这是因为编辑的话题恰恰迎合了作家的兴趣，迎合了作家的心理关注点。当作家看到编辑关注自己时，便会在心里对编辑产生好感，因而愿意与编辑继续交谈下去，以至于答应了编辑的求稿要求。

能够掌握他人的心理，根据对方心理来说话，不失为一种高超的说话艺术。生活中，很多人在说话的时候，只顾逞自己一时的口舌之快，完全不考虑对方的心理情况，不顾及对方的心理需要，从而失去他人的好感，让他人远离了自己。职场中，也有很多人在说话时，不注意了解对方的心理，不关心、不观察，从而白白失去了发财致富的机会。谈话是一座沟通彼此的桥梁，心灵的沟通远比口头的交谈更加重要。一个人要想表达一个观点，不仅仅是通过语言说出来的，还需要别人去揣摩他内心真实的想法。因此，在日常生活或工作中，无论是想赢得他人友谊还是希望说服他人接受某个建议，一定要迎合他人的心理，那样对方才更容易接受。

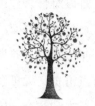

利用他人的好奇心，
巧妙说服

人的本性是不满足，好奇心就是人们希望自己能知道或了解更多事物的一种不满足心态。苏霍姆林斯基说："人的内心有一种根深蒂固的需要——总想感到自己是发现者、研究者、探寻者。"现实生活中的每个人都有好奇心，都有探求未知世界的欲望，好奇心是一股强大的力量，有时候即便自己知道不应该去探求，不应该去窥探自己不该知道的东西，但是就是忍不住想要去探听，想要去了解，连自己的意志力都无法控制，所以有人说"好奇害死猫"，也就不是无稽之谈了。

好奇心会驱使人们做一些自己原本不愿意做的事情，我们也可以利用人们的这种好奇心来说服他，让他心甘情愿地接受我们的意见或要求等。当你很好地利用了这一点，那么你在说服他人的方式上，就又增多了一个技巧。

我们在生活中或许有意无意地使用过这个技巧。如当我们希望在节假日的时候邀几个朋友一起去玩时，可能有的朋友因为别的原因不太想去，或者有的觉得去不去都无所谓，有的比较懒，不愿意出门玩，觉得在家门口溜达也挺好的，但是你非常希望这些好友能够一起去享受下快乐、热闹的假日，顺便相互间增进一下感情，总之你决定无论如何一定要将这些朋友聚集起来，一起出去玩。这时候，你可以这样告诉你的朋友们："你们都来吧，我找到一个特好的地儿，保证能够让你们满意的。"这时朋友们会问："什么地儿啊？"你就说："去了不就知道了！"或者你也可以这样说："我发现有个饭店的菜特别好吃，你们一定得过来尝尝。"当朋友们问你："有多好吃啊？什么菜啊？"你可以这样说："现在不告诉你，去了就知道了。"然后，你的朋友们一个个都被你说得好奇心大发，都希望一睹为快，于是你的目的达到了。

很多推销员或是商场销售人员也常常利用激发他人好奇心的方式招徕顾客，他们在与顾客见面之初，并不是直接向顾客说明情况或提出问题，而是故意讲一些吊人胃口的话，将顾客的注意力吸引过来，让顾客觉得他们将要说的是对自己有好处的，如果不听或不理他们就是一种损失。

一个推销员在刚刚开始从事推销业务时，由于不懂技巧，经常被人拒绝，有的时候，甚至是未等自己把话说完就被对方轰走了。他很不甘心，决定去找经验丰富的同事请教，希望他们给自己一些建议。一位业绩不错的老推销员告诉他："你最好想个法子去引起别人的好奇心。"他回去想了想这句话，决定改变策略，照着同事给的方法试一试。一天，他向一个多次拒绝过他的顾客递上一张纸条，上面写道："请您给我十分钟好吗？我想为一个生意上的问题征求您的意见。"这张纸条诱发了那个顾客的好奇心，他想："他到底要向我请教什么呢？"就这样，推销员被邀请进入办公室。

原本不愿意理睬那个推销员的人，在推销员改变策略，勾起他的好奇心之后，便被说服了。可见，通过引起他人好奇心来说服他人是一种不错的方法，当你屡次遭人拒绝的时候，不妨试试。

当你说服不了别人的时候，利用他们的好奇心来说服对方，往往会取得出奇制胜的目的。当然，使用这个方法时，还要注意，千万不要使用过度或者让其变成近乎耍花招，因为一旦他人发现自己上了当，就会有种被欺骗的感觉，会对你产生失望感甚至是仇视。所以在运用这个方法时，一定要站在对方的立场上，为对方的利益着想一番，要把握好度。

苏霍姆林斯基说："求知欲，好奇心——这是人永恒的、不可改变的特性。哪里没有求知欲，哪里便没有学校。"每个人都有探求未知的好奇心，这是人类的特性，是永远不可改变的事实。当人们发现了一个问题，却没有得到解决的时候，人们往往会有一种焦虑的感觉，都希望将这个问题尽快解决掉。因而，当你想吸引他人的注意的时候，营造一个悬念，比如，一屋子的人们各自都在忙各自的事情，你希望获得他人的注意力，你可以放大声音说："大家注意了啊，我有个好消息要告诉大家！"有没有发现，大家手中的活都停止了，目光都转向你？因为你的话语已经激发了大家强烈的好奇心。

想要他人心甘情愿听自己的话，或者希望他人能够接受自己的意见或要求，不妨想个法子激发他人的好奇心。

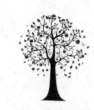

自信的说话方式，
让人产生信赖感

对于同一件事情，有的人向我们传达的时候，我们不相信；有的人向我们传达的时候，我们将信将疑；而另一些人传达给我们的时候，我们则坚信不疑。为什么会有这样大的差异？原因是什么？我想这可能是因为他们传达信息的方式不同，有些人的说话方式容易让人信服，而有些人的说话方式却很难让人信服，这就是他们之间的不同，这种方式上的不同，获得的效果也相差万里。那么，我们在说话时如何才能让他人更加信服呢？

首先，说话者自己要自信，要对自己说出去的话，或者作出的承诺有一种肯定的姿态，自己要相信自己说的话，才能让别人也信服你说的话，如果你自己在说话时，都心存疑虑或者底气不足，怎么能够指望别人会信服你呢？

罗马凯撒将军某次率兵出征，到达一座山顶，下面是一座广阔的山谷，山谷的对岸山峦起伏，敌军便潜伏在其中。凯撒欲在太阳未落之前，发动进攻，于是他便下令部署军队。负责管理信鸽的士兵对他说："报告将军，预备队的500名士兵在距此16公里的地方，而号兵则在南方60公里处，信鸽仅剩下一只了，是不是让它去联系预备队？"凯撒回答道："战争胜利的关键，不在于人多，而在于士气。让信鸽去联络号兵，只要号兵把号吹响，便可振奋士气，士兵就会奋勇向前。快去叫号兵来。"

一个人的勇气、信心，可以鼓舞到其他人，让他人对你产生信任感，从而使他人服从你。而人们一般对于能够激发自己采取大胆行动的人，都会自动地服从，就像军号可以鼓舞士气一样。因而，一个人自信的说话方式，也会让人产生一种信赖感。

其次，要有一个真诚的态度。真诚的态度才能打动人心，如果你在说话的时候，能够让对方感觉出你的真诚，那么，你就更容易获得他人的信任。

一个推销员每天按照自己经理的要求向顾客介绍产品的好处，他厌倦了这样的说话方式。一天，当有顾客光临的时候，他在介绍产品优点的同时，也非常真诚地介绍了产品的缺点，顾客听完之后，什么也没说就走了。经理非常生气，决定解雇他。正当推销员带着行李走到门口准备离开的时候，那位顾客又回来了，他身后还带着一些人，这些人都准备买他的东西。这些人都是冲着那个推销员来的，就因为推销员的真诚。

其实，一个人说的话是否可信，从他的态度是否真诚就能区分出来，人们往往更喜欢说话真诚的人，即便他的意见有瑕疵，他推荐的产品有些许缺点，大家也会因为信任他而接受。

再次，说话时，尽量从对方的角度出发，多考虑对方的心情及利益，只有对方感觉到你在乎他、关心他的利益时，他才会由衷地感激你、信任你。

有一个化妆品导购小姐在向客人销售化妆品的时候，有自己的一套方法。她不像其他人那样一个劲地夸自己的产品有多么多么好，也不会像跟屁虫一样，追着顾客问："您需要什么化妆品，我来给您介绍吧！"当顾客来时，她总是微笑着说："请您慢慢挑选。"当顾客向其咨询的时候，她总是根据顾客所需，推荐适合顾客的产品，而不是一味推荐贵的产品。当她看见顾客的皮肤不好时，总是会心疼地跟对方探讨护肤经验，这些都让顾客很感动，因而她的业绩总是最好的。

当人感觉到对方关心的是自己的切身利益时，便会将对方看成是自己人，自己人说的话，当然会比外人更具说服力一些。

最后，以退为进的说话方式，也在某种程度上具有意想不到的说服力。

有个计划需要实施，必须说服主管同意。对于这个计划，另一个同事也很赞同，愿意在说服主管的时候支援一下。于是两个人就到了主管的办公室，其中一个人首先做了大致的论述，主管思考片刻，就问另一个同事："你觉得怎么样？"然而那个同事却说："两个提议都不错。"于是主管只是说"考虑考虑"，就让他们两个出去了。其中一个人想：他的回答真让人气愤，明明说是要支援我的，怎么来了又变卦了？这到底是怎么回事？真是个不守信用的人！然而，第三天下午，主管表示同意了。原来另一个同事在表示出两个都好的态度后，又去找主管谈了下，最后将主管说服了。

上述那个同事在说服主管的时候，先退一步，让主管觉得自己是深思熟虑的，没有偏袒哪一个，因而，当他再次向主管提出自己的意见时，主管便更容易相信他。试想，如果他们两个人同时都说哪个决定好，说不定会让主管觉得两个人是串通一气逼他就范，必然会产生反感，要想说服他就难了。

在试图说服他人的时候，不同的说话方式，产生的效果会有所不同，有的时候甚至是大相径庭的。因而，要想说服别人，让别人心甘情愿地接受你的意见或是要求，则需要讲究一定的说话方式。恰当的说话方式，才能让人信服。

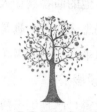

投其所好，
产生好感更易说服

投其所好就是要寻找到对方的兴趣所在，然后从对方兴趣着手，向对方提出你的一系列建议、意见或请求，从而让对方心甘情愿被你说服。每个人都有自尊心，都希望被人关注，投他人所好正是为了满足他人的这种自尊心，让他人有种被你关注的满足感，对方便会打消对你的顾虑，对你产生好感。这种站在他人的立场剖析问题，投其所好的方法，通常具有极强的说服力。

某精密机械工厂生产某项新产品，将其部分部件委托小工厂制作，当该小工厂将零件的半成品呈示总厂时，不料全不合该厂要求。总厂负责人只得令其尽快重新制造，但小厂负责人认为他是完全按总厂的规格制作的，不想再重新制造，双方僵持了许久。总厂厂长见了这种局势，在问明原委后，便对小厂负责人说："我想这件事完全是由于公司方面设计不周所致，而且还令你吃了亏，实在抱歉。今天幸好是由于你们帮忙，才让我们发现了这样的毛病。只是事到如今，事情总是要完成的，你们不妨将它制作得更完善一点，这样对你我双方都是有好处的。"那位小厂负责人听完后，欣然应允。

总厂的厂长不愧是一个聪明的说客，他懂得人类在乎自尊的心理，因而没有正面指责小厂，反而站在小厂的角度来考虑问题，并将自己的意思婉转地转达给对方：这件事是我们设计不周在先，才让你们制作出了错误的零件，让你们蒙受了损失，现在我们发现错了，请你们重新制作一批零件。这样，不仅达到了自己的目的，还保全对方的面子，获得双赢。

在生活中，无论是与人交谈还是求人办事，投其所好就是最佳的捷径。如果你能投其所好，说的话就能深入人心；相反，只会招来对方的厌恶，为自己带来一些不必要的麻烦。很多成功的推销员都懂得利用这样的方法来打开消费者的心扉，开启财富的大门。

有位汽车推销员，为了推销手上的进口高级车，专程拜访一位企业家。可是，刚开始见面，他并没有谈有关车的事，反而先拿出儿子的集邮册。原来他儿子与企业家的儿子是同班同学，他知道企业家总是不辞辛劳，乐此不疲地替儿子搜集邮票，所以就用这件事当话题。两人很快就有了共同语言，并且谈得很投机，最后在快要告辞时稍微提一下车子的事，当然很顺利地就把它卖出去了。

推销员经常要跟陌生人打交道，而所交往的人都是自己潜在的客户，投其所好是陌生人间消除隔阂的最好的方式。上述那个汽车推销员正是从企业家的爱好入手，成功地取得了企业家的信任，赢得企业家的好感，从而说服企业家购买了自己的汽车。

不光是推销员，所有的人在日常的生活中，只要与人打交道，如果希望获得他人好感或是希望自己的意见或要求能够得到他人的认可，都可以采取投其所好的方法，因为每个人对于迎合自己、取悦自己的人总是不那么排斥的。而懂得投他人之所好的人，也更容易赢得人心，取得成功。

美国总统罗斯福是历史上相当成功的政治人物，他在与人交往时，就深谙投其所好之道。看过罗斯福总统传记的人都会惊讶于他的社交能力。无论是牧童、农民、劳工，还是政治人物、商业巨子，都能和罗斯福谈得很投机，这其中到底存在什么秘诀呢？其实也是很简单的，因为他深知获取人心的捷径，就是谈论他以为最值得谈的事。无论接见任何人，无论那个人地位高低，罗斯福在前一晚肯定要预先阅读对方有兴趣的谈话资料。所以，所有见过他的人都会对他有很好的评价。

罗斯福很会利用投其所好的方式收买人心，他是美国历史上最受欢迎、最得民心的总统之一。可见，投其所好在收买人心，说服他人上，具有很大的威力。

与人打交道时，懂得投对方之所好，是一门高超的人际交往技巧，付出不多，却可以为自己赢得好的人缘，在群众中树立威望，也让自己的话更有分量，让他人更容易接受自己。各行各业的人，人际交往中处于不同的地位的人，都可以采用这种方法来解决生活及工作中的诸多难题。如，政治领袖罗斯福通过投民众所好来赢得民心；推销员通过投顾客所好来达到成功推销的目的；处于家庭关系中的各个成员，可以互相投对方之所好，来改善或融洽彼此之间的关系。

运用投其所好的方法可以解决生活中的很多矛盾、问题。投其所好的目的，归根结底还是为了能够让对方认同自己、喜爱自己、赞同自己。投其所好，会使说服对方的可能性大大增强。

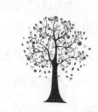

用权威的力量来说服对方

生活中的我们，通常都有点崇尚权威。如，你的朋友穿着一身新衣，问你那件新衣怎么样时，你可能一时无法回答，因为每个人的审美趣味，爱好的风格不同。而当他告诉你那是某个国际品牌时，你可能会突然觉得：哇噻！是挺不错的！当他告诉你是花几十元在市场买来的便宜货时，你可能在心里想：就那样吧，凑合着穿吧。同样是一件衣服，为什么我们会有两种截然相反的看法和感觉呢？其实，这就是存在于人们内心之中的一种追求名牌的意识，一种崇尚权威的表现。

几乎所有人都有崇尚权威的意识，有些人甚至到了迷信、狂热的程度。让我们通过以下例子来了解一下。

一天，天空中浓云密布，异常闷热，小A站在窗前自言自语："看这天气是要下雨了。"小C说："你怎么知道的？"小A说："看外面天气就知道了。"小C摇摇头说："不可能会下雨，昨天晚上还星星满天呢！"这时小D跑过来了，瞅瞅天气说："今天会下雨。"小C又问："你怎么知道啊？"小D说："我朋友说的，他是学气象的。"小C若有所思地附和说："哦，专家说的啊！那我赶紧出去把鞋子收回来。"

当我们想要说服一个人的时候，不妨使自己的话更具权威性一点，可以在讲话中多引用权威人士的话语，可以用权威人士或权威机构的观点来作为自己的论点，那么自己语言的说服力必然会增强很多。

环绕地球航行一周的麦哲伦之所以能够成功地获得西班牙国王卡洛尔罗斯的帮助，据说就是利用了人们崇尚权威的心理。当时，自哥伦布航海成功以来，许多投机者或骗子为求得资助频频出入王宫。麦哲伦为表明自己与这些人不同，在觐见国王时特地邀请了著名的地理学家路易·帕雷伊洛同往。帕雷伊洛将地球仪摆在国王面前历数麦哲伦航海的必要性及种种好处，说服卡洛尔罗斯国王颁发航海许可证。但在麦哲伦等人结束航海后，人们发现了他对世界地理的错误认识及他所计算的经度和纬度的诸多偏差。

有的时候，人们会因为某个权威人士的话或者权威机构的认证而忽略说话者可能存在的错误，人们听话的重点似乎已不再是到底是否可行或者是否正确，而是，因为它是权威，所以即便自己很怀疑，也要说服自己去相信。卡洛尔罗斯国王只是因为那是"专家的建议"而认定帕雷伊洛的劝说值得信赖，并没有过多地考虑理论的正确与否。可见，权威对一个人判断及做出决定的影响是很大的。

人们大多迷信称谓，知名人士的评价或权威机构的数据会使人不由自主地产生信任感。一个固执己见的人，和他怎么讲都说服不了他，当你告诉他这是某个权威人士的论断或是某个权威机构的统计数据时，他就不会再执拗了。在我们身边，这样的例子比比皆是。比如，

"据国家著名心理学家分析……"

"据某个知名学者说……"

"据世界公认的最具权威的某某学术杂志称……"

其实我们在生活中都在有意无意地利用着这种"权威"论断，依此来增加自己说话的分量，提高自己的吸引力以及对于他人的说服力。因为，大部分人一接触到权威的气息，便会立即放弃自己的主张或信念，转而去迎合权威的说法，这样他们自然而然就被说服了。

不管你以前有没有借助过这种"权威"论断的力量，这种方式在说服他人的时候确实是屡试不爽的，相信你在尝试过之后，就会感受到它为你带来的成功的喜悦。

第六章

心理距离：
让讨厌的对象自感没趣的心理策略

生活中我们会遇到形形色色的人，遇到讨厌的对象当然也是很有可能的，这个时候你虽然心里厌烦他，但又不得不和他接触，该怎么办呢？本章就告诉你一些巧妙应对讨厌对象的心理策略，希望可以给你一些启发。

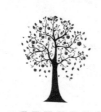

用"客气话"拉开与他人的距离

　　我们在生活中，经常会听到别人说："您太客气了。"或者我们自己也会对别人这么说。其实这本是一种社交礼仪，无可厚非。但是我们有没有想过，当我们说这句话的时候，其实我们心里也已经在跟人"客气"，这种客气代表着一种距离，说明我们之间还没有熟到可以不讲究这些交际礼仪，还没有熟到可以不在意这些繁文缛节的地步。是的，客气既是一种人际交往的礼貌，也是人与人之间距离感的体现。

　　与陌生人或是关系一般的人交往时，说客气话是一种礼貌，表示对对方的一种尊重或敬意。熟人或亲友之间适当的客气，体现着双方相互尊重、平等友好的关系。但是，熟人或亲友之间，如果过度使用敬语或客气话，则表示故意保持一种距离，对对方产生戒备的心理。比如，夫妻双方因为某个观点不一致而发生争吵，开始的时候，可能是双方无所顾忌地将自己心中的想法表达出来，或者强烈斥责对方观点的错误，有时候甚至会因为恼火而相互指责、谩骂。如果双方因为争执而取得了一致的看法，或者相互商讨最终一方退步，那么矛盾解决，万事大吉；如果双方互不退让，坚持己见，时间长了，可能双方的关系就会产生一些微妙的变化，比如，要么互不理睬，相互怄气，要么彼此故意保持距离，客客气气。又比如，你跟一个朋友关系非常不错，平时形影不离，相互之间说话、做事都很随意，突然有一天你发现你的好朋友做了某件对不起你的事，你很生气，不想再跟他继续交往下去，至少不会把他当做自己的知心好友了，你可能就会突然对他客气起来，会刻意地对他说"谢谢""对不起""麻烦你了"等，而这些在以前你是不会说的，因为不需要那样客气。其实这些"客气话"就是一种刻意与他人拉开距离的方式。

当对方想跟你套近乎而你却对对方说一些交际上的客套话时，对方会说："哎呀，你这么客气真是太见外啦！"可见，客气话有的时候就是一种"见外话"，是一种不把别人当做自己人的表示。人们一般对于跟自己关系密切的人是不会说客气话的。因为熟人之间，相互了解甚深，彼此之间非常亲近。因为熟悉就不会感到拘束，因为亲近就会放松彼此。人们在跟自己熟悉的人交往时，总是渴盼一种轻松、自在、随意的相处方式。相反的，跟自己不喜欢甚至是讨厌的人相处时，总是会刻意与之保持距离，而保持距离的一种行之有效的方式，就是在与之交谈时，经常使用一些"客气话"，相处时，时时处处保持一种礼节上的"客气"。

生活中有很多人都在利用"客气话"刻意与他人保持一种距离。比如，夫妻两人在离婚前，说话口无遮拦，甚至经常挑彼此的刺，离婚之后，反而逢人就会夸奖对方的好处，彼此见面时，也会相互礼貌地打招呼，说一些不痛不痒的"客气话"，其实，这种客气就包含着相互之间的一种疏离感，说明双方刻意保持着距离。两个恋人在分手之后，也会彼此客气起来，这种客气代表原来的亲密关系的消失，以及现在的关系的疏远。有的时候，关系非常好的两个人，产生矛盾、发生争吵或打架后，关系反而会变得比以前"更好"，双方在对待彼此的态度上，似乎比以前更"谦恭"，更"礼貌"，而这种"谦恭"与"礼貌"实际上是一种刻意为之的疏远。

因此，对于自己不喜欢甚至讨厌的人，在与之打交道的时候，可以刻意使用一些"客气话"，让对方觉出你在刻意与之保持距离，刻意回避他。当对方在你的客气话中了解到你内心的真实想法后，便会知难而退。

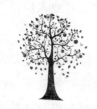

利用语言来传达心理暗示，巧妙提出意见

沟通是一种复杂的心理交往，而每个人的微妙心理、自尊心往往在其中起重要的控制作用，稍微触及它，就有可能产生不愉快。所以，对一些只可意会不可言传的事情、可能引起对方不快的事情，比如对方的不足之处，这时候不能直言相告，只能通过语言暗示来达到目的。在说话时，我们态度需要真诚，但内容却不一定要真实，比如对方是一个长相欠佳的人，你一见面就说："你长得真难看！"相信对方在自尊心受伤的同时也会恶语相向，和谐的人际关系也随之消失。基于每个人的微妙心理和自尊心，我们在说话时应尽量利用语言来传达心理暗示，巧妙提出意见，不伤和气地令对方意识到自己的不足之处。

有一天，有个倒卖香烟的商人正滔滔不绝地大谈抽烟的好处。不一会儿，从听众中走出来一位老人，他大声说道："女士们，先生们，对于抽烟的好处，除了这位先生讲的以外，我还知道三大好处哩！不妨讲给大家听听。"商人一听见老人说的这话，转惊为喜，连忙向老人道谢："十分感谢您了，老先生。我看您的气宇不凡，说话动听，肯定是位学识渊博的人，请您把抽烟的三大好处当众讲讲吧！"老人微微一笑，立刻讲起来："第一，狗见到抽烟的人就害怕，就逃跑。"台下的人显得莫名其妙，商人则暗暗高兴；"第二，小偷不敢到抽烟人家里去偷东西。"台下的人很是不解，商人则喜形于色；"第三，抽烟者永远年轻。"台下的人一片骚动，商人则满面春风，得意洋洋。

不料老先生接着说："女士们，先生们，请安静，我还没说清楚为啥会有这样三大好处呢！"商人十分高兴地说："老先生，请您快讲呀！""第一，在抽烟的人中驼背的多，狗一看到他们以为拾石头打它哩，它能不害怕吗？"台下的人发出了笑声，商人则吓了一跳；"第二，抽烟的人夜里爱咳嗽，小偷以为他没有睡着，所以不敢去偷东西。"台下的人一阵大笑，商人则大汗直冒；"第三，抽烟的人很少有长寿的，所以永远年轻。"台下的人一片哗然。

老先生并没有直接批评商人的行为，而是先表示赞同商人的说法，再一步步通过语言表达出自己的想法，这样就收到良好的效果。正所谓"曲径通幽，渐入佳境"。

丘吉尔说："要让一个人有某种优点，你就要说得好像他已经具备了这种优点。"有可能你身边的朋友遇到困难就畏首畏尾，或者办事时总是犹豫不决，那么这时候你可以通过言语来暗示："这样畏首畏尾不是你以前的风格啊！"当你给他戴上应该具备优点的帽子时，由于给他一个良好的"定位"，他会因此而意识到自己当前的不足。在这一过程里，你已经操纵了他的心理，并引导他走进了你的"布局"，最终他会为此而奋斗，从而克服自己的一些缺点。假如你直接对他说："你这个人真笨，什么事情都做不好。"这样不但会伤害对方的自尊心，也会伤了彼此的和气。

那么，如何运用一些不伤和气的话来巧妙暗示对方身上的不足之处呢？

1.委婉含蓄，巧妙暗示

委婉含蓄是一种语言表达艺术，这样的表达方式比口无遮拦、直言不讳更能体现出一个人的修养。直言不讳虽然简单明了，但容易刺伤对方的自尊心，令他人心理产生不愉快的情绪，继而造成和谐人际关系的破裂。而委婉含蓄的表达显得礼貌得体，使对方听起来轻松自在，心情愉快，也更容易使人接受。当你通过语言暗示给对方的时候，实际上已经操控了其心理。

2.直言直语伤人，何不绕个弯

每个人的心理都是极其微妙的，间接比直接更能对其产生积极的影响。

一针见血地指出对方的缺点，尽管你的出发点是好的，但直言直语的杀伤力却是很强的，很容易就让别人下不来台。如果你绕个弯，用言语暗示的方式来提醒对方，这样的效果远比直言直语更令人满意。

3.使用"是的……但是……"这个句式

指出别人的问题可以先肯定后否定，学会使用"是的……但是……"句式。比如，一位职工在象棋大赛中得了冠军，但技术考核成绩却不理想，车间主任找他谈话时说："是的，你象棋比赛得第一，使我们车间所有人都感到光荣。但是，如果你在学技术中也同样有股钻劲和拼搏精神，技术考核成绩也会领先的，这就两全其美了。"对方在听到夸奖时产生了愉悦的心情，这意味着他已经"掉"入了讲话者布好的局，而讲话者也成功地影响了他的心理。

4.永远不说"你错了"

大多数人都具有武断、嫉妒、猜忌、傲慢等缺点，所以一个人难以向别人承认自己错了。事实上，每个人都有固执己见的毛病。如果对方真的错了，你想让他意识到自己的错误，也应该回避"你错了"或类似的话。比如，当你直言不讳地指出"你错了"的时候，会给对方心理造成伤害，而这也是你并不想看到的情景。

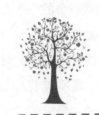

打断谈话，
让对方失去继续下去的兴趣

我们在生活中可能会碰到这样的情况，当你正在高谈阔论，并为自己的独到见解而得意洋洋的时候，有个人突然很不知趣地打断你的话，横插一杠子，这个时候，无论这个人的观点多么精妙绝伦，我们都会感到十分扫兴，为他不知趣的插话而恼火。而当对方停止说话，请求你再次发言的时候，恐怕你的兴致早就烟消云散了。

的确，当一个人正在兴致勃勃地高谈阔论时，若被人突然打断，无论谁都会不高兴。偶尔一两次可能没关系，如果在说话的时候被人屡次中断，那是任何人都忍受不了的。因此，在与人交谈的时候，就要注意不要随便打断他人的谈话，扫他人的兴致。然而，有个特殊情况，假如你对谈话者或者谈的话题不感兴趣时，你也可以利用此种方法来为自己服务。如果想早点结束谈话，可以找些事情或借口来打断谈话，反复运用几次，对方的谈话欲望就被扼止住了，你也可以享受耳根子的清净了。

如果你同别人谈话，对方谈起你不懂的内容或不感兴趣的话题时，你可以说："我上次已同某人谈起过这件事……"这样，就可以说另一个新话题了。当你想主动中断谈话的时候，你也可以找点事情离开谈话现场或者在谈话中突然插入一些牛头不对马嘴的话，比如"对，你说得很有道理，可是……""如果是你想的那样就好了，可惜……"诸如此类的插入语，一般都能起到很好的打消他人说话兴趣的效果。

　　大学宿舍，雯雯是个非常勤奋刻苦的女孩，很珍惜自己的时间，晚上睡觉前是她背记英语单词的最佳时间，每天都雷打不动，背到宿舍集体熄灯后才会进入梦乡，这是雯雯的习惯。然而，有一天晚上，隔壁宿舍的一个女生来雯雯宿舍玩，雯雯客气地给她倒了杯开水后，跟她简单地寒暄了几句，就上床准备拿起单词本背单词。这个女生非常爱美，在镜子前左照右照，对雯雯说："哎，你觉得我的新发型好看吗？"为了表示礼貌，雯雯笑着对女孩说："嗯，挺适合你的。在哪个理发店弄的？"女孩开心地一股脑说了很多，关于理发店、发型师、什么发型配什么脸型，等等。雯雯见她没有消停的迹象就笑笑说："是吗？""真的？"然后突然来了一句："不知道现在几点钟了哦？"女孩停下来看看表又接着宣传她的美容知识，雯雯又插了一句："听说下周二有个知名学者来咱们学校开讲座。"如此几次下来，女孩知道了雯雯的注意力根本不在自己的谈话上，于是悻悻地闭上嘴出去了。

　　在谈话中如果想中断他人的谈话，可以在对方正谈得起兴的时候突然插入其他的内容，往往会起到立竿见影的效果。因为当对方谈兴正浓的时候被突然打断，就像过山车刚好到达最高处时戛然而止一样，会让人觉得非常不舒服。而当自己的谈话被屡次这样打断时，对方就会怀疑是不是那个打断自己话的人故意为之，因而会产生不悦，甚至恼怒，然后可能以沉默反击或者干脆愤然离去了。

　　面对自己不喜欢的人或者不愿意谈论的话题时，我们可以采用中断他人谈话的方式，来终止那个话题，或者让他人知趣离开。可以采用以下的方式来中断谈话，如：

　　当对方说话时，冷不丁冒出一句："什么？你在说什么？""等一下。""对不起，请您再说一遍好吗？"等等，以此来打断对方的谈话。

　　当对方在说话时，你可以通过转换话题的方式，来败对方的谈兴："话虽这么说，可是……""我的看法可能跟你不太一致……""你说得很有道理，但我觉得……"如此反复几次，对方就谈兴不再了。

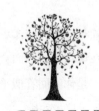

不按常理出牌，
让对方不知所措

语言心理学揭示：交谈顺序分为表达、诉说、解释三个阶段。在交谈时，如果只单独强调其中一个阶段，可破坏循序渐进的交谈。因此，若要搅乱对方的思路，可以无视其内容的表达，刻意抓住对方话里的把柄不放，使其表达、诉说、解释三个阶段无法贯通，便可以让对方轻而易举地同意你的立场。如果对方不赞同，正好就此中断交谈。

邵玲是一个长不大的孩子，大四毕业之际，宿舍里所有人都急着找工作，而她似乎还没有做好找工作的打算，可能压根儿就没想过，整天还是为了爱情、衣服、化妆品不停地忙碌，她的朋友很替她着急，总是催促她快点找工作。一开始她很感动，觉得这姐们儿是打心眼儿里对自己好，时间长了，她也有点烦了，每当朋友问她工作找得怎么样时，她总是有点心烦意乱的。一次，她在QQ签名档上写了：好想大声哭！！她的朋友上线了，就问她："你怎么了，为什么想大声哭啊？"过了一会儿，她回复信息说："刚刚在打电话呢！"她的朋友又问："为什么想哭啊？"她回复："脸上在做面膜呢，好久没好好保养了。"她的朋友回复："问你这个你回答那个，跟你沟通真成问题了。"她说："心情一直不好，去你那儿的时候心情就不好了。"她的朋友有点气急败坏地问："你到底什么意思啊？"她说："因为找工作的事情，因为搬家的事情，我心情一直都不好，所以皮肤都变差了，就想大声哭了。"她的朋友无奈地说了声："哦，那我要去忙了，回头联系。"

邵玲想跟她的朋友表达的是因为工作、搬家的事情弄得她心情很不好，皮肤也变差了，所以想哭，但是她没有把这意思连贯地表达出来，而是毫无章法，这让她的朋友无所适从，听不懂她在说什么，以至于心情焦躁，不想再跟她交流了。

如果我们在说话的时候不按照通常的顺序表达的话，会给人一种说话无逻辑，思维混乱的感觉，这会让他人摸不着头脑，不知道你到底在说什么，因而会让他人感觉心情烦闷，一是他自己的话没有被你理睬、理解，二是你的回答似乎答非所问，语无伦次，这些都会让对方恼火，从而失去跟你继续交谈的欲望。

有的时候，如果我们不想跟交谈的对象继续交谈下去，或是不想就交谈的话题继续深入讨论下去，我们也可以假装没有听到对方谈话的具体内容，而刻意抓住对方话里的把柄不放，使其表达无法按照一定的逻辑贯通起来。

一次，小郭对同宿舍的小王说："小王，你鼻子上有黑头吗？"小王放下手中的书回答："有，我鼻子上的黑头已经困扰我很多年了。"只是小王奇怪，她们在一起生活了很长时间了，小郭怎么可能不知道她鼻子上有黑头呢？旋即她又明白了，准是小郭看见什么去黑头产品，但是一个人买觉得贵，于是想找她合买，以前有过类似的经历，不过小郭这人没什么责任心，小王不想跟小郭搭档。过了一会儿，小郭说："我看过一款去黑头的产品，它的效果很好，我都看到了……"小王连忙接过话茬说："它真的有效吗？我觉得还是确定真有效果再去买比较合适。"小郭连忙说："当然有效果了，我都看见了。"小王说："是啊，得自己亲眼看到效果之后才会决定要不要买，没有效果我是不会买的，我之前也买过一些去黑头的产品，他们都说有效果，可是结果并没有他们说的那么好。"最后，小郭也没提要跟小王合买的事情，她也认为小王说得有道理，自己要再看看那个产品是不是真的很有效。

当小郭还未提出要合买的请求时，小王就已经凭以往的经验以及对小郭的了解猜出了小郭的意图，她因为不喜欢跟小郭搭档，于是就抓住小郭话里的"看到效果"，告诉小郭她也必须要亲眼"看到效果"才会买，否则不会去买的，从而暗示小郭她自己不会跟她合买的决定，让小郭主动放弃继续说服她。

因此，当我们不希望被他人继续纠缠的时候，可以采用打乱对方说话顺序或者抓住对方话中把柄不放的方式，来让对方主动停止说服或者退出话题。

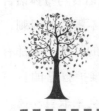

假装恭维，
让对方厌恶并自动离去

　　人类有两种语言表达方式，一种是口头语言；另一种是身体语言，包括表情、动作、姿势等。两者的不同会给对方留下深刻的印象。要想赶走讨厌的家伙，最佳的方式就是使对方不悦，而使对方不悦的一种很好的方式就是说话的字面意思与身体语言不符，嘴巴里附和，却表现出心不在焉，不胜其烦的神情，这会让对方非常不悦。

　　看过《张小五的春天》的人都知道，张小五的未婚夫在她30岁生日那天抛弃她跟一个富家女好上了，本以为靠上富家女就可以大干一场，完成自己开律师事务所的愿望，成就一番事业，哪知天有不测风云，富家女年轻、幼稚，根本就没有做好长期交往的准备，其母更是找到他将其从事务所赶了出来。正当他一无所有，走投无路之际，他的前女友张小五再次收留了他，让他到她的工程队，跟他的工人们同吃同住。工程队的工人都是张小五同甘共苦的兄弟，看到他抛弃张小五已经对他产生意见了，他现在又以那种方式回来，更是引起工人们的不满，而工人们向他表达不满的方式，就是语言上恭维，态度上厌恶，使他心中难受、无地自容。一天晚上，工程队的工人正在吃晚饭，张小五的前男友一身落魄地回来了，看到大家伙正在吃饭，饥肠辘辘的他更觉得饿了，然而，工程队的工人假装不知情地问："哟！这不是那个大律师吗？不是那个整天开跑车的人吗？怎么现在也会来我们这个地方啦？"另一个工人也继续挤兑："哟！那一身西装得不少钱吧？穿得人模狗样的。"张小五的前男友心中五味杂陈，如果不是走投无路，恐怕早就掉转身走人了。

其实，那种语言上恭维，态度上厌恶的方式，那种口头语言与身体语言不相符合的方式，是最令人心中不舒服的了，简直是一种不露骨的讽刺，他人会被这种讽刺折磨得浑身不自在，自尊心会受到极大的打击。人都有自尊心，当自己的自尊心受到他人的打击的时候，为了维护自己的自尊心，要么会自动离去，要么会跟他针锋相对，而一般人都会采取自动离开的方式来应对。

生活中我们也经常会采用此种方法，来让我们讨厌的人自觉无趣，主动退出我们的交际圈子或是正在谈论的话题。如，一个女孩非常自恋、虚荣，这让其他人很反感，当有一次大家都在谈论各自的家庭情况的时候，那个女孩又在夸耀自己的家有多大，家里装潢多豪华，家里多么有钱，其他的女生就表情厌恶地说："你们家真有钱啊！"另一个女生心不在焉地说："哇噻！你们家简直跟皇宫一样了。"女孩见其他人都那样，自动闭上嘴巴不再说话了。又如一个女人在面对自己不喜欢的男士的追求的时候，会这样摆脱男士的纠缠："张先生英俊潇洒，风流倜傥，又精明能干，我怎么会不喜欢呢？"她虽然说着赞美对方的话，可是表情里满是厌恶与不屑，这让那位男士极为尴尬，于是以后再也没来纠缠那位女士了。

生活中很多人都有意无意地在使用此种方法来拒绝或击退自己不喜欢的或者反感、厌恶的人的骚扰，这种方法确实不失为一种行之有效的方式。因此，当你想摆脱你所讨厌的对象时，不妨也采用口头与身体语言不一致的方式，来让讨厌的对象自觉无趣，主动退出。

第七章

通情达"礼"：
让他人盛情难却的心理调节策略

古人云："无功不受禄。"意思是没有为别人出力，自然不应收别人的东西。然而我们若是换个角度，你会发现，如果要想求人办事，首先就得学会如何给他人送礼。在办事过程中，如果你送礼送得好，而且方法得当，那么，办起事情来就游刃有余；反之，如果你送得不好，被人拒绝，那么，要办的事自然也就面临失败。所以，办事还需在"礼"上下工夫，令对方盛情难却，对方自然会帮忙，达到自己办事成功的目的。

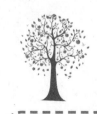

礼多人不怪，
有"礼"好办事

在日常生活中，我们常说"礼多人不怪"，在送礼之风越来越盛行的当代社会，拜访朋友捎点东西，看望老人买点补品都是应有的礼数，逢年过节更是送礼不断。在这样的大趋势下，如果我们在求人办事时空着手，什么都不表示，办事也就无从下手。其实，在反复送礼、回礼的过程中，你会发现礼物让彼此之间的距离更近了，那么，办事自然也就容易多了。喜欢足球比赛的人都知道，在比赛开始之前，两队的队长都会交换礼物和队旗，说上两句好话才开始比赛。其中交换礼物和队旗既是彼此之间的相互尊重，也是连接友谊的纽带。如果在足球场上发生了不和谐的事情，双方队长也会因为前面的赠礼环节而妥善处理。由此可见，送礼已经成为了一种最有效的办事手段之一。有人将礼物作为"敲门砖"，的确，这样一块敲门砖不仅能够敲开对方的门，还能敲开对方的心。更为重要的是，礼物可以帮助我们积累更多的人情，办事时若是捎上些礼物，那么，办事自然就能成功。所以，在生活中，我们要善于送礼，掌握送礼的技巧与方法，多积累人情，为自己办事铺平道路。

三国演义中，关羽被曹操俘虏之后，由于曹操爱惜人才，不但没有杀他，还听从了谋士的话，将从吕布那里缴获的赤兔宝马送给了关羽，并且赐予了关羽爵位。关羽在当时并没有被这些礼物打动，他依然想着投奔刘备，不惜过五关斩六将离开曹营。

不过，后来，曹操所赠送的那些礼物却起了作用。在曹操危难的时候，关羽为报答他斩颜良诛文丑，在华容道的时候更是饶了他一条命。原来，在赤壁之战的时候，曹操兵败，落荒而逃，不料在华容道遇到被诸葛亮派往把守的关羽，这时，曹操身边只剩下几员大将和随从，早已经是人困马乏，只要关羽一声令下，立即就会被生擒。结果，关羽念在昔日曹操对自己的赐予之恩，他放跑了。

或许，曹操也没想到自己当时送出的"笼络人心"之礼却挽救了自己的性命，曹操的礼物为自己投资了人情，而在曹操危难之际，关羽也正是看在从前的人情上而放过了他，由此可以看出，礼物在人与人交流之间所起的重要作用。在礼物的不断流动中，我们可以看到，陌生人变成了熟人，熟人变成了朋友。在日常交际中，人与人之间来往的频繁度往往决定了两个人的感情距离的远近程度，而礼物本身就可以用来增加彼此之间的往来频率。

王小姐在业务部待了三年了，奔波劳累的生活令她十分疲倦，然而更令自己感到烦躁的是，现在的客户越来越刁钻，往往是说得嘴巴都麻木了，可对方还是不为所动。这不，她又被公司派遣到一家公司当说客，希望能够签下一份合同。王小姐疲惫地对上司说："我会尽力的！"可是，谁知道结果呢？她又在心中补充了一句。

在公司门口等了大半天，王小姐才得以见到了那位老总，一见面，王小姐觉得对方很面熟，想不起在哪里见过。她摇了摇头，人家可是公司老总，怎么会认识我呢？在言谈中，那位自称是张总的女士十分亲热，在了解了相关产品之后，她就主动拿出一份合同，双方拟定了条件，签下那份合约。王小姐十分惊讶，没想到这么快就把事情搞定了。会谈后，张总说："快到中午了，咱们一起吃个饭吧。"王小姐有些受宠若惊，但还是答应了。

席间，张总微笑着说："王娜，你认不出我来了？"王小姐十分惊讶："啊？您怎么认识我？"张总回答说："我是张婷啊，高中的时候，咱们是同桌，你刚一进办公室，我就认出你来了。""张婷？"王小姐脑海中浮现出一个农村女孩的样子，可是，这变化也太大了。张总继续说："我记得在高中的时候，你对我特别好，我是一个穷孩子，你却经常送我文具啊，书本啊那些礼物，当时，我就暗暗下决心，长大了要好好报答你。没想到，还真遇见了你。你还在跑业务吗？我公司正想招一个办公室主任，要不，你来我这里上班吧。"王小姐愣住了，没想到多年以前所送出的礼物，今天却收到了丰厚的回报。

因为礼物而积攒下来的人情是宝贵而值得珍惜的，这样的一份人情在办事时能够助我们一臂之力。的确，那些很多年以前送出的礼物，也同样会勾起对方的回忆，在某一天，它将为我们带来丰厚的回报。礼物，能增进彼此之间的感情，同时，能为我们办事成功赢得几分胜算。

在当今社会中，"礼"和"利"是连在一起的，往往是"利""礼"相关，先"礼"后"利"，有了"礼"才有"利"。而且，礼物在很大程度上可以为我们投资人情。所以，要想办成大事，就要善于送礼，多投资人情，建立强大的关系网，那么，办事也就不费劲了。

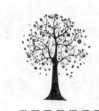

给人"面子"，相当于送了大礼

中国人历来比较注重面子，在官场上、酒桌上、社交场合，人们都把自己的面子看得比什么都重要，甚至不惜誓死捍卫自己的面子。其实，"面子"在它诞生之初就有着非比寻常的意义，以至于我们无法不重视它的存在。在日常交际中，面子还是一个最好不过的礼物，当你把"面子"这个礼送了别人，别人也会你对有所回报。在办事过程中，我们常常所说的一句话是："给我个面子吧""看在我的面子上，这事你给我办了吧"……似乎，办事总是跟面子沾点关系，大多数办事成功的标志就是"有面子"。在生活中，每个人都明白，爱面子之心，人皆有之，在这个世界上，每个人都渴望得到别人的尊重，都希望自己在别人面前能有面子。而且，面子都是别人给的，在交际场合中，我们要善于给别人面子，你给别人面子，对方自然会在你需要帮助时给你面子；反之，如果你不给对方面子，那么，在办事时对方也会不给你面子。所以，在办事过程中，我们要善于送礼，尤其是送"面子"这份礼物，你给了别人，别人也会还给你的。

春节前夕，公司员工在酒楼聚餐，各位领导、各级员工都到了。小李和小王是一对好朋友，也同属于一个部门，所以，他们两个挨着坐下来，很快就与身边的同事聊得热火朝天。小李性格比较活泼，平时也喜欢吹牛，他在同事们的起哄下说起了平日追女孩的趣事，逗得大家哈哈大笑。而小王天性比较内向，看着小李那么受欢迎，隔壁那桌的女同事还直盯着小李看，小王心里就有点失衡了。他一个人摆弄着那些桌上的餐具，偶尔被身边的同事挤了，还露出不悦之色，同事见状连忙把身子往小李那边移了移，这样一来小王显得更孤寂了。

于是，他故意将桌上的每一件餐具都往朋友小李那边移动，结果本来谈话兴趣非常浓厚的小李开始变得心神不定，不时地向小王看看。这时候，小王一不小心就把一杯刚倒好的茶水打翻了，正好倒在了小李的身上，小李不悦地对小王说："你在干吗？怎么老是这样，尽做些不靠谱的事情。"说完，去卫生间整理衣服，出来之后，他就坐到了另外一个位置，也不再搭理小王了。

从这次酒会过后，小李每次想让小王帮忙做点什么事情，小王总是支支吾吾："不好意思，我很忙，你去找别人吧。"在小王心里，始终感觉那天晚上被朋友小李扫了面子，可小李并不知道他们之间的问题出在哪里。

小王故意把桌子上的餐具往小李那边移动，这让正在聊天的小李感到某种压力，那就是自己的精神领地受到了侵犯，感觉作为朋友的小王并没有给自己面子，因而他变得不愉快。这时，他脱口而出的话，却让朋友小王也丢了面子，因为面子，两个要好的朋友疏远了关系，小王不再帮助小李做事。由此可见，面子这份礼物是相当微妙的，你给了对方面子，对方才会还你面子，这样才能保持人际关系的和谐，也才能保证你办事的成功。

阿龙和阿方是大学同学，也是一对好朋友。大四那年，阿龙一个人南下广州，经过了长达两个月的奔波，他找到了一份不错的工作，安顿好自己的他不时联系着还在学校的阿方。

阿方在学校参加各种招聘会，可每次投出去的简历都石沉大海，没有回音。阿龙让阿方去广州，把他介绍给自己的上司，阿方想了想，去了。到了那里，在阿龙的引荐下，阿方谋得了一个好职位，对此，阿方心里很感激。每次遇到同班同学问候自己的近况，阿方都毫不犹豫地说："幸亏有阿龙的帮忙，我才找到了一份还不错的工作，真是感谢他！"于是，班上的同学都觉得阿龙是不错的朋友，既有能力，还能够为朋友介绍不错的工作，而阿龙也觉得阿方这样的说法让自己在同学面前很有面子，他在广州那边就更加尽心尽力地照顾阿方，大事小事都帮阿方处理好，两人感情越来越好了。

阿方那句"幸亏有阿龙的帮忙，我才找到了一份还不错的工作，真是感谢他。"让阿龙在同学们面前很有面子，为了感激这份"礼物"，阿龙也尽心尽力照顾阿方，无论大小事都帮他处理好，如此看来，面子带来的作用是巨大的。当然，其反作用也是同样的巨大，所以，在日常交际中，我们不要忽略"面子"这份礼物，常给别人面子，等到你有需要的时候，别人也自然会给你面子。

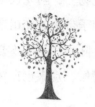

平日多些"小礼"，
人情更易发挥作用

　　在日常交际中，什么时候送礼才恰当呢？有的人抱着"有事有人，无事无人"的心态，总觉得平时不用送什么礼物，只需要等到办事时才送礼，可是，等到那时即使送了一份大礼，但是办事的效果却并不理想，这是为什么呢？我们常说，人情需要常投资，一回生，二回熟，多见几次面，自然就变成了无话不说的好朋友。其实，送礼也是一样的道理，多送几回，关系变得密切了，办事自然就容易了，而且，平时多送"小礼"，办事时自然无需什么"大礼"。说起来，这也是一个送礼的技巧，如果你平日里三天两头送些小礼物，对方会心存感激，把你记在心里，对你印象加深，当你需要帮助的时候，他一定会义不容辞地伸出援助之手。相反，如果你是属于那种"无事不登三宝殿"的人，平日一毛不拔，到了关键时刻送份大礼，而这样的送礼也不会起到好的作用。而且，若是碰到许多人一起送礼，估计对方连你姓什么都不会想起来，你的事情自然也就毫无着落了。所以，我们在办事送礼时需要记住：平日多用"小礼"，办事时就不用"大礼"。

　　在单位里，小辉是出了名的"葛朗台"，为什么他有这样一个绰号呢？原来，小辉在平日生活中是一个一毛不拔的人，小到一支铅笔，他也不会送人。同事纷纷指责他："小辉，想要得到你的礼物，可是难上加难了。"对同事这样，还情有可原，毕竟同事对自己没特别大的价值，但是，小辉对上司也是同样的态度。

在公司里，有一个不成文的规定，每每逢年过节，员工都会给上司送礼，大家总是不约而同一起去，唯独小辉不参加这样的活动。他不屑地表示："这分明是打着幌子行贿嘛，我又没什么特别的事情，我可没那闲钱和工夫。"就这样，小辉每次都不去，直到现在，上司对小辉这个人还是没什么印象。

前不久，公司人事变动，在公司工作了几年的小辉觉得自己的机会来了。他想谋取一个好的职位，而这必须得让上司"支持支持"，当然，小辉明白其中的"规矩"，自己必须给上司送份"大礼"才行啊。于是，小辉到商场买了一份大礼，就去拜访上司了，不料，正巧这天上司有事外出，不在家里，小辉坐了一会儿，就向上司夫人告辞离开了。

最后，人事变动出来了，其他的同事都相应调整了，但唯独小辉还是原职，小辉很不服气，自己明明给上司送了礼的，怎么就不给自己升职呢？一次喝酒后，小辉向朋友吐露了心中的苦水，朋友笑着说："小辉，不是我说你，送礼不仅要在关键时刻送，平时也需要送礼啊，这样上司对你才有印象，你这样送去，估计上司都不知道那礼是谁送的，你这是'平时不烧香，临时抱佛脚'，所以，事情自然办不好了。"

如果小辉像其他同事一样，平日里多送小礼，等到真正需要办事的时候，即使没送大礼，事情也绝对能办好。小礼物能起到积累人情的作用，一次次送礼，一次次见面，这样使得本来两个陌生的人变得亲密无间。有了这层关系，到办事时即使没有什么礼物，对方也不会袖手旁观的。这才是送礼的诀窍。

小杨从南方嫁到北方，人生地不熟的，无意之间，认识了好朋友小曼，两人成为了无话不说的朋友。小曼认了小杨为姐姐，希望能在陌生的环境里帮助她。小杨是典型的家庭主妇，不过，老公做汽车运输生意，家里很富裕，而小曼是一名小职员，常常是"月光族"。

不过，在平时的接触中，小曼特别喜欢买一些小东西送给姐姐，比如一双帆布鞋、发卡、手链等等，另外，还会给小杨的孩子买些东西，什么面包啊、文具啊。小杨常常在家里念叨："小曼又买了些小吃，这丫头，心里可常记得我""这是小曼给我买的鞋子，挺好看的，下次出门就穿它了"。而且，她常常向旁边的人说："小曼常常给我买小礼物，说起来，我好像还没给她买过什么呢。"

有一次，小曼老公做生意赔了一大笔钱，小曼拿出了家里所有的积蓄，可还是差几万块。小曼也不知道该怎么办了。这时，小杨来了，她从包里掏出一个纸包，说："这是我给你准备的，你先拿去应急，如果不够，再跟我说，我给你想办法。"小曼一把抱住这位姐姐，感激地说："姐姐，你对我这样好，我该怎么报答你啊。"小杨笑着说："我们两个人还说这些，平时你送我那么多东西，我就是想找个机会好好帮你，现在机会终于来了，就让我帮你吧。"

在关键时刻，小曼的小礼物起到了大作用。俗话说："礼轻情意重。"在平时的生活中，我们要善于以小礼物打动人心，不断积累人情，到了自己需要帮助的时候，那些人情会源源不断地回来，帮助我们解决所有的难题。平日多用"小礼"，办事时就无需"大礼"，巧妙掌控情理，达到办事成功的目的。

善待自己的心理调节策略

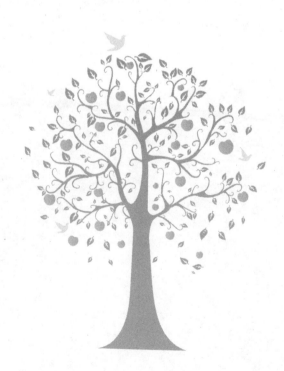

第八章

调整心情的心理策略：
用快乐打击灰色情绪

　　人的一生，从某种意义上说，就是一场自己与自己的争斗。每一个人的身上，都依附着两个自己：积极的自己和消极的自己。当身体内的两个自己发生争斗的时候，你的思想偏向于哪一个自己，则那个自己就可能是胜利的一方。没有谁能够左右这场争斗，除了你自己。在这场争斗中，你就是运筹帷幄的将军！

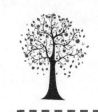

删除痛苦，
为快乐腾出空间

在非洲草原上，有一种不起眼的动物叫吸血蝙蝠，是野马的天敌。它们常叮在野马的腿上吸血，用锋利的牙齿敏捷地刺破野马的皮肤，然后用尖尖的嘴吸血。野马受到这种攻击后，马上开始蹦跳、狂奔，却总是无法摆脱。蝙蝠从容不迫地吸附在野马身上，落在野马头上，直到吃饱吸足才满意地飞去。而野马常常在暴怒、狂奔、流血中无可奈何地死去。

小小的吸血蝙蝠哪来这么大的本事，竟可以吸干野马的血进而导致其死亡？动物学家分析发现，其实吸血蝙蝠所吸的血量是微不足道的，远不会置野马于死地，野马的死因是它的暴怒和狂奔。

听了这个故事，很多人都感到十分震惊，不过是吸一点点血，怎么可能会气到死掉？一位心理学家表示：野马是一种极易暴躁，容易动肝火的动物，而吸血蝙蝠的行为是对野马的一种挑战，引起了野马剧烈的情绪反应，最终导致其死亡。

从野马暴怒致死的现象中，我们不难发现，生气对人的身体健康十分不利。在实际的学习或工作中，也常会有一些人为了一些芝麻绿豆的小事而情绪激动，甚至引发痼疾。可见，生气是件十分费力不讨好的事情，这正验证了那句老话："生气是拿别人的错误惩罚自己。"

很多人常常对生气不以为然，以致忽视了负面情绪对身体造成的伤害。实际上，情绪波动过大会引发消极悲伤的情绪，当消极悲伤的情绪超过正常的心理限度时，就会造成严重的生理机能失调，进而导致疾病的发生。

心灵的房间，不打扫就会落满灰尘。我们每天都要经历一些开心或不开心的事情，心里的事情一多，"房间"就会变得杂乱无序。痛苦的情绪和不愉快的记忆，如果整日充斥在心里，就会使人萎靡不振。所以，我们应该经常打扫心灵的房间，使黯然的心变得敞亮，把无谓的痛苦删除，为快乐腾出更多更大的空间。

一位农场主，雇了一个水管工来安装农舍的水管。水管工的运气很糟，第一天，因为车子的轮胎爆裂，耽误了一个小时的工作；第二天电钻坏了；最后一天，开来的那辆载重一吨的老爷车趴了窝。

收工后，好心的雇主开车把水管工送回家，水管工也邀请雇主到屋内小坐。奇怪的是，到达门口时，满脸晦气的水管工并没有马上进门，而是伸出双手，抚摸了门旁一棵小树的枝丫。

等到门打开时，水管工满脸愁容立刻消失，取而代之的是满脸的轻松与愉快，他紧紧抱起了自己的两个孩子，并给迎上来的妻子一个温柔的吻。和谐的家庭气氛，其乐融融的画面，让人丝毫也感觉不出水管工回家前的惆怅。在家中，水管工喜气洋洋地招待农场主，并和家人讲自己工作时的趣事。

雇主离开时，水管工出门相送。雇主按捺不住好奇心，问道："刚才你在门口时，为什么要抚摸小树的枝丫？而且你进门前后的反差好大啊！"水管工微笑地回答："那是我的'烦恼树'，我在外面工作，磕磕绊绊总是有的。可是烦恼不能带进门，我不想让我的太太和孩子为我担心。所以我就把烦恼挂在树上，让老天爷暂时管着，等到明天出门时再拿走。奇怪的是，等我第二天再到树前，'烦恼'大半都不见了。"

雇主立刻明白，原来那棵小树是水管工排除心中烦恼的秘密武器啊！

野马和水管工，同样遇到不顺心的事，可是为什么结局却完全不同呢？原因就在于他们是否有效控制了自己的坏情绪。野马储存了满满的坏情绪，而且越来越多，最后超过了自己的心理负荷而死亡；水管工选择以一种特殊的方式为坏情绪找了一个出口，进一点，出一点，只保留简单和幸福。

坏情绪就像慢性毒药，在体内会慢慢地蔓延，直至侵蚀人的整个心灵。生活中很多事都在我们的控制之外，躲不掉，也逃不开。我们唯一能做的就是调节情绪，避免事情向更坏更糟的方向发展。

当你对生活感到极端厌倦、心理非常压抑时，可以适当地发泄一下内心的积郁，使内心的不快情绪得到彻底宣泄。这时候，你可以找一些事情使自己忙碌起来，也可以看看电影、听听音乐，做一些自己喜欢的事情，还可以找一个可以信任的朋友倾诉心中的苦闷，排解内心的不快。

同时，我们也应该学会宽容地对待周围的人和事。俗语说"退一步海阔天空"，如果凡事都斤斤计较，只会将自己推入死胡同，禁锢自己的心灵。记住该记住的，忘记该忘记的，改变能改变的，接受不能改变的。这样，人生才可以简单而又快乐。

其实，生活中处处都很美丽，人间繁华的无穷诱惑，凡尘俗世的庸人自扰，种种的不快其实只是过眼烟云。人生需要自我解脱，何必苦苦执着于一时的不快。掌控自己的心态，阻止坏情绪蔓延，让所有的苦闷都随着你平和的心态烟消云散吧！

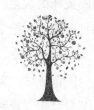

向着光明前进，
必能走出黑暗

有句名言说得好："即便有第一千次的跌倒，也要有第一千零一次地爬起来。"人生百年，总会遇到些坎坷，人生就是在困难——战胜困难——又一重困难——再次战胜困难的波浪式的前进中渡过的。俗话说，人生不如意事十有八九，前人都如此，我们也难以逃脱这一规律。

心理学家告诉我们：不管生活多么艰难，不管人生遭遇多少悲伤，不管我们面临多少困难，都要相信自己、相信明天，因为太阳依旧会在同一个地方升起，阳光依旧会照耀在我们身上，等待我们的依然是新的一天。

所以当艰难困苦、悲伤难过等各种不如意来临时，我们不能被打败，要抬起头才能看到希望。就如同我们走进黑暗的隧道时，周围一片漆黑，倘若我们只是低着头，就可能永远止步不前，生活在黑暗中伤春悲秋，而只要我们肯抬起头向前看，就能看到隧道出口处的那片光明，向着光明走，我们就能走出黑暗。

在第二次世界大战期间，德国的纳粹集中营里羁押了成千上万无辜的犹太人，德国法西斯对犹太人进行了残酷的迫害。当时有一个青年人，名叫维克多·弗兰克，他原本正在攻读精神病学博士，可是却因为被查出有犹太血统而被迫中断学业，还被关进了德国纳粹集中营。在那个黑暗拥挤的集中营里，维克多每天都能亲眼目睹许多人因为不能接受现状而发疯甚至是自杀。一开始，就连专攻精神病学的他也难以忍受这种凄惨遭遇，可是后来他一再提醒自己要清醒要坚强，他让自己不要去想这些眼前的令人恐惧的事情，而是让自己闭上眼睛去回忆以前的各种美好时光：想自己的有着湖蓝色漂亮眼睛的女友，想和自己的家人曾经共同度过的周末，想母亲做的美味的饭菜。同时他除了回忆还幻想自己出狱后通向光明的生活：他幻想自己是怎样把学业完成，是怎样和女友举行婚礼，然后他们拥有了一个怎样美好的小家庭，想自己可能会创下一番成功的事业……他在被关押的时候一直靠着这些美好的信念支撑自己，只要一想到出狱后的日子，他不仅会忘了自己正身处险境，反而还能露出笑脸。

就这样，他一直坚持到德军被打败。当他被美国大兵救出集中营时，他终于等到了自己幻想的这一天，他的脸上充满胜利的微笑，相比其他幸存的人，维克多的精神更加充沛，眼神更加明亮。当他被送回故乡时，他的朋友都不敢相信，在那样一个地狱般的地方，维克多竟然能坚强地活下来，而且精神上依然正常并且积极向上，他们都赞叹维克多是一个能够创造奇迹的人。

在最艰难的时候，维克多没有放弃自己，没有放弃生命，而是一直坚信着生活是美好的。他的成功在于他能够及时调整自己的心情，在多数人都悲观失望的时候，他打起了精神，决心要与艰难困苦对抗到底，所以他走出了那个充满罪恶的地方。

人要生存下去，就要有活着的动力，这动力就是自己给自己的生存希望。心理学上讲，人本身就像一个大的加工厂，你把什么心情放进去，就能加工出什么样的人生。由此可见，时刻保持一份好心情是很重要的，不管是对身体本身还是对自己的人生。只要能让心情时刻愉悦，那么做什么事都会充满动力，生活也就有了希望，不论遭受到怎样的伤痛，我们都能击败困难，继续向前。

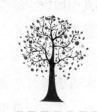

心灵常沐浴阳光，
人生才会温暖常在

有一个故事是说一个囚犯在黑暗的监狱中被关了十几年，而到了刑满释放的那天，他却自杀了，疑惑不解的人们最终在他留下的遗书里明白了他为什么选择死去，他说自己在黑暗中待了这么多年，已经不再习惯阳光下的感觉，他害怕出去，所以不如结束自己的生命。时刻面临生活、工作压力的人们就像关在城市这个大牢笼中的囚犯，在自己给自己制造的黑暗中苦痛挣扎，心灵常常被压抑浸泡，连呼吸都困难异常，整日像生活在巨石的重压之下，这些心理感受也正是城市生活中的人们经常能感受到的。

当我们的心灵感受不到生命力的阳光时，我们整个人就会变得没有生气，但是只要你相信生命里的每个角落都有可以看到的一米阳光，那么即便心灵正备受折磨、身体饱受苦难，我们也能变得坚强，去乐观面对人生的坎坷。我们要用心底的阳光去战胜困难和压抑。就像心理学家指出的那样，每个人在遇到困难时都应该坚强和乐观，但是乐观的态度就像需要充电的太阳能电池板一样，我们需要随时寻找阳光，给自己储蓄能量，让乐观的心态随时跟随自己。

人的一生不可能总是充满阳光，也会有风雨交加的时候，当我们的心灵被风雨袭击，我们更要坚定等待阳光再次出现的信心。风雨之后，那七彩的光芒会带给心灵更多的力量。一个懂得让自己心灵沐浴阳光的人，一定能够谱写出更加完美的人生篇章。

罗维尔·汤马斯原本是个普通的演员，一次主演某部关于第一次世界大战的影片让他出了名，这部影片还采用了他曾经在几处战事前线拍摄的纪实战争镜头。这部电影引起轰动后，他在各地演讲并游历了好几个国家，然后他用了两年时间去准备拍摄一个新的有关自己在印度和阿富汗生活的影片。然而在准备工作就绪即将拍摄时，他破产了。

汤马斯的日子突然变得艰难起来，每天他的钱只够在街边小摊买点食物，而这些钱也是他的一个朋友资助他的，否则，他连吃上一顿饱饭都很难。汤马斯对自己破产后的状况很失望，但他仍很自信。他知道如果自己把自己打入谷底，那比什么打击都来得严重，所以只有保持心情的明媚，才能保有自己的价值。

后来，尽管他生活窘困，在他出门前，也总是会买一朵花插在胸前，然后自信满满地上街。他的朋友甚至他的债主都对他充满敬佩。

汤马斯带着积极的心态继续他的人生旅程。勇敢的人不会被挫折和困难击倒，对汤马斯来说，挫折是整个人生中的必修课，是他继续奋斗的中转站。只要心里充满阳光，整个人生就会变得一个生机勃勃。

对我们每个人来说，都有处在黑暗中的时候，当身处黑暗时，你自己就是你自己的主宰，自己的心灵由自己来掌控，心灵的阳光是存储在内心深处的能量，只要有继续拼搏的勇气，生活就能继续美好。

人们都希望自己的生活中能够多点快乐、少点痛苦；多点如意、少点不顺。但事实是人生在世不可能只有一帆风顺，面对挫折和痛苦，我们要保持一种平和的心境，给心灵一点阳光，整个人生都能焕发光彩。

在现实世界里，有些人活得光彩夺目，而有些人活得黯然无光，生活得光彩夺目的人，生命里时刻都有阳光的陪伴，那些生活得不如意的人并不是因为他们的生命里没有阳光，而是他们自己把阳光遮挡了起来，就像用一扇窗帘把所有的阳光挡在窗外，透过窗帘缝隙射进来的光线根本不足以让他们积极地生活下去。生命本身活的就是一种心态，我们随时都要像灌溉花草一样去灌溉自己的心灵，让自己时刻保持乐观的心态，不要被各种不快影响了自己原有的好心情，没有人会真正了解你的需要，除了你自己。

有句名言说得好："悲观的人先被自己打败，然后才被生活打败；乐观的人先战胜了自己，然后才去战胜生活。"自己才是自己最大的敌人。心理的黑暗比眼前的黑暗更令人毛骨悚然。眼睛看不见的人仍然可以拥有心灵的一片明媚，而内心一片漆黑的人就算眼前一片晴朗，也找寻不到自己的幸福所在。

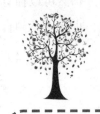

不苟求完美，
时刻保持乐观

电影《十全九美》告诉我们世界上没有十全十美的事。出身贵胄的皇上不理朝政只爱木匠活；出身名门的小姐被千万人爱慕却得不到自己想要的人的那颗心；连鲁班的书都叫《缺一门》。世界上没有十全十美的事，太苟求完美反而容易让自己身心俱疲。

当我们想画一个正圆的时候却总是发现这个圆是那么难画，每次都觉得可能这里或那里出了问题，可越画越觉得没有上次画得好，最终也画不出自己想要的效果。其实在画圆的时候我们应该问问自己，这个圆是用来做什么的，如果只是信手涂鸦，那大可不必百分之百的圆，如果是用以工程建筑，那我们应该用专业的圆规来画，手绘的图案无论如何也不会那么完美，但不完美的圆依然能有它的用处，我们不必失落于圆的不完美，倘若太苟求完美，反而会因小失大，捡了芝麻，丢了西瓜。

在我们的日常生活中，很多烦恼都是我们自找的，是因为我们没能调整好自己的心态，而实际上，快乐就隐身于我们的心底。多和自己的心交流，我们就不会把自己弄得筋疲力尽；时刻保持乐观的心态，我们就不会太过关注那些可能不完美的事。善于开车的人不会把车开得太快，善于弹琴的人也不会把琴弦调得太紧，让自己的心灵少些束缚，自己的身体也会轻松很多。时刻保持乐观的心态，我们的下一步就会更加笃定，内心也更加坦然。

看看一年四季的不断变化，春天百花盛开，但是天气干燥；夏天绿树成荫，天气却很炎热；秋天既是丰收的季节，又是万物逐渐凋零的季节；冬天冷风刺骨，却有傲雪的梅花。尽管每个季节都有它令人不快的一面，但正是每个季节的这些宜人或不宜人的特点，构成了这个季节本身。

当我们认真去做某件事的时候，总想尽力把这件事做得更好，可我们越较真于这件事是否完美，越事倍功半。所谓"有心栽花花不开，无心插柳柳成荫"，你越执着于追求完美，上帝越不轻易让你得偿所愿。

生活的完美在于生活的幸福，而幸福的生活源于每天快乐的点滴。快乐存在于一件件的小事当中，这些事不会那么完美，但是却是普通生活的幸福小插曲。

有一个圆形的木料，它在被切去了一个大块的三角楔之后就被丢到了一边，它躲在角落里一直想着自己缺失的那一块，一直想找回完整的自己。它偷偷拖着自己残缺不全的身体，慢慢滚动着去寻找那块三角楔。因为它滚动得慢，所以它可以慢慢地欣赏路边的风景，还可以沐浴在明媚的阳光下。它在路上发现了很多被人丢弃的不同形状的碎片，但都不是它自己的那部分，它继续自己寻找的旅程。突然有一天，这个圆形木料发现了一个大小合适的三角楔，高兴地把那块三角楔安在自己身上，开始找一个安身之地。在它恢复成完整的圆之后，它能更快地滚动了，但是运动得越快，它越发现周围的风景变得一片模糊，它再也不能欣赏风景、不能和路边的小虫聊天了。终于它在一块石头前面停了下来，恋恋不舍地放下了那块好不容易寻找来的三角楔，然后慢慢地上路了。

尽管我们有些时候有缺憾，但缺憾存在时可能比圆满的时候更美好。有缺憾的人生让我们在生活中更多了一份动力，这何尝不是生活的点缀。花开总有花谢时，人生也总会有缺憾，我们的一生就像那个一直在寻找着的圆形木料，当它以为自己可以完美时，才发现那不过是一种人生的负担，做一个残缺的圆反而可以得到更多。

残缺本身不是美的代名词，但是美都是从残缺中得来的，或者是跟残缺对比得来的。而所谓的完美只是相对完美，没有绝对的完美。维纳斯雕像正是因为缺了两条胳膊而成为美和神秘的化身；每月一次的满月正是因为有了残月的陪衬才显得更珍贵，而残缺的月牙也有极富诗意的美；断线的风筝虽然不再完整，但正是因为它挣脱了线的束缚才得到了自由。有了这些缺憾，也不失为一种相对的完美，不去苛求完美的人，才活得更加轻松。

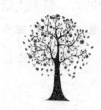

快乐是一种能力，
也是一种权利

中医讲究养生之道，其中心情的好坏和身体状况是直接挂钩的，所谓"怒伤肝，忧伤脾"，有很多关于百岁老人的报道，总结他们长寿的秘诀中重要的一条就是"不动怒"。快乐的生活能让我们更长寿，快乐也可以使伤口更快痊愈。现在医院里很多病症的治疗是采用心理疗法和音乐疗法，愉快的心情带给病人乐观的心态和更多的自信，人们有了对美好生活的向往，自然病也就能更快地好起来了。

想想那些曾经让我们不开心的事吧，可能是某一天和我们的父母吵架，也许是在哪天忘记了带钥匙，也可能是起床时发现已经迟到了……可是不管我们是因为什么事情不开心，最终都要恢复到正常的生活状态，即使是一段时间的不开心也解决不了问题，所以干吗要用不开心来惩罚自己呢？不如一笑而过，生气不仅于事无补，也影响了自己的心情。

如同一个人的人生是由他自己决定的一样，快乐或不快乐也是由自己掌握的。人们总说，真正的快乐是发自内心的，只有内心的愉悦才能让我们感到神清气爽、体会到工作的乐趣和人生的意义。人们表现出来的快乐情绪基本相同，但快乐的原因却各有各的不同，由快乐而产生的每个人的具体情况也不相同，因此说来，快乐是每个人所持有的相同权利和不同结果。

古语道："独乐乐，而不如众乐乐。"是说独自欣赏优美的音乐快乐，不如大家一起欣赏一起快乐。一个人的快乐可以分享给其他人，一个人的不快也可以给周围的气氛蒙上一层阴影。人们都喜欢和乐观的人交朋友，如果你总是伤春悲秋、悲观失望，没人会想和你长期相处，因为每个人都想分享到一份快乐，而不是一份伤感。缺乏让自己快乐起来的能力的人，整天生活在自己给自己制造的阴影里，而懂得快乐的人，每天沐浴在阳光中，欢笑声不断，自己快乐的同时还给别人带去欢乐，这种人是最容易让人亲近，也是最容易成功的。

看看下面这个小故事，我们可以明白更多。

每个孩子都有一个自己的天使。凯蒂5岁了，她的天使奉上帝之命来给她送生日礼物。

凯蒂说想在自己20岁生日的时候得到一个男朋友，那个男孩的名字叫安迪，有一头浅黄色的卷发，一双深蓝色的眼睛，喜欢音乐。他们可以步入婚姻的殿堂并生下四个可爱的女孩，这几个女孩都具有音乐的天赋。

天使问："我给了你你最想要的，你可以给我些什么呢？"

凯蒂说："你想得到什么呢？"

天使说："我要你的全部幸福。"

凯蒂说："我可以给你我一半的幸福。"

天使点了点头，然后飞走了。

在凯蒂20岁的时候，果真遇上了一个叫安迪的有着一头黄发和一双深蓝色眼睛的男孩，但是安迪是个画家，在他们结婚后生了四个孩子却都是男孩，这几个男孩都偏爱科学却不是艺术。

凯蒂30岁了，天使再一次来到凯蒂面前，凯蒂看到天使就开始哭诉，希望天使给她她最想要的生活。

天使摇了摇头，说道："你只给了我一半的幸福，所以你也只能得到一半的幸福，这是你自己选择的。"然后就飞回了上帝身边。

天使未必可以帮你得到你最想要的生活，自己的快乐生活还是要自己来争取，就算你相信世界上有天使存在，可幸福还是自己的事情，生活得快乐是自己的好运。很多不快的事情往往是自己想得太多，就像贪婪的人总想得到太多一样，当我们越想得到更多快乐时，却越是得不到快乐，而当我们越不经意的时候，越能发现随处可拾的快乐。

快乐是掌控在你自己手中的，没有人可以让你不快乐，自己的心情只有可以自己把握。心理学上常讲心理暗示，每天都问自己一句"我快乐吗？"，然后给出一个肯定的答案，这样就能时刻提醒自己快乐是如影随形的，当你真正发现快乐的真谛时，生活就给你打开了一扇窗，那窗户外面的风景全是美好。

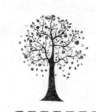

微笑给人力量，
用微笑面对一切

今天你微笑了吗？每天醒来，这是你需要问自己的第一个问题。

每个人都拥有对美好生活的期待，而只有期待却不去行动的人永远都尝不到幸福的滋味。

所谓一年之计在于春，一日之计在于晨，清晨是一天的开始。阳光温柔地洒在你的窗户上，轻轻地抚摸你的眼睛，我们受到了阳光的呼唤而睁开眼睛，这便是全新的一天。上帝赐予我们新的一天，那就让我们有一个新的开始吧。请醒来时对着镜子亮出自己最美的一个微笑，这一天在微笑中开始，也会在微笑中结束，美好的一天向你招手，请开心地度过这一天吧。

常言道，态度决定一切。理想的生活是和你对生活的态度联系在一起的，如果你对生活微笑，生活就会对你微笑。微笑是人生的一大法宝，不管是遇到幸福之事还是不幸之事，微笑面对将给你带来更大的勇气。

我们每天可能面临很多大大小小的事，事情有好有坏，有难有易，有需要我们去解决的，有需要我们学会摆脱的，也许这样的生活就像歌里唱的那样，生活就是一团乱麻，需要我们一点一点去解开。解开这团乱麻需要足够的耐心，也要有一定的毅力，然而最重要的是有必胜的信念，这是希望所在，而微笑给人以力量，也给人以希望。

懂得微笑面对一切的人，总能比不常微笑的人收获更多，因为微笑是人类交流的无声语言，它代表欢迎、接受和感谢，在社会交往中，微笑是你最好的名片。

有这样一个故事：

杰克是一名汽车推销员，一天一个客户来看车，杰克带领客户参观介绍了半天，客户还是没有满意，这笔生意没有做成，快月末了，如果自己的销量达不到一定的要求工资就会减半，杰克为此一天心情不好。当经理经过销售大厅时，看到杰克不开心的样子便问他发生了什么事，杰克讲述了自己所担心的事情，经理告诉他："杰克，我原来也是从推销员一步一步做起来的，我有一个法宝，那就是时刻保持微笑，作为一个推销员，对客户微笑是对客户的尊重，也体现了公司的形象，你可以试试看，微笑。"当再有客户来看车时，杰克就按经理讲的那样，在讲解的时候时刻保持微笑并热情洋溢，而这种态度不自觉地感染了潜在客户，杰克很快和客户达成协议，在接下来的几天里，杰克不仅完成了本月的销售任务，还成了本月的销售冠军，这一切都因为这一个简单的微笑。

后来杰克发觉自己和妻子的感情越来越平淡，他们平常忙碌于工作，难得有机会相互关心，杰克决定每天也要对妻子微笑，而妻子对杰克的微笑报以拥抱；杰克早上起来对自己微笑，他发现微笑可以让他一扫劳累；后来微笑时刻挂在杰克的脸上，他对物业的清洁工人微笑，对门口的保安微笑，对卖报的大爷微笑……经过一段时间，杰克注意到微笑给他带来了更多的收入，除此之外，还有更多的朋友。

简单的微笑，改变了杰克的生活。

给自己一个微笑，可以鼓励自己；给别人一个微笑，可以感动对方。微笑有着巨大的力量，就像杰克尝试的那样，微笑带给他财富、朋友和好心情。

世界上没有绝对不幸的事情，只有不肯微笑面对的心灵。每个人都渴盼生活的美好，然而除了上帝的眷顾外，只有我们自己才是生活的操控者。做一个掌控生活的舵手，我们需要以微笑面对。

幸福并没有离我们太遥远，大多时候是我们不了解自己与幸福之间距离有多远，也许只差一个微笑，一个不到一秒钟的距离。越花费时间去寻找所谓的幸福，可能幸福溜走得越快，就像一条鳗鱼一样，攥得越紧，滑走得越快。生活其实很简单，常常是人们把生活想得复杂化，想要美好的生活，我们只需把眼光停留在美好的事物上。如果你总是去关注那些对生活无益的令人烦恼的事情，就连微笑也帮不了你太多忙，不是发自内心的微笑，不会让你的生活改变太多。

生活对乐观的人来说总是美好的，乐观的人脸上常常传达出一种能让人产生共鸣的表情信号，那就是微笑。微笑是一个人在社会中最好的名片，你会因为留下微笑而得到更多回报。

第九章

调整心态的心理策略：
用充满阳光的心面对生活

生活并不总是一帆风顺的，当我们航行在生活的海洋中，很多时候会遇上大风大浪，甚至狂风暴雨，这时，就算我们驾驶的是一叶扁舟，我们也不能放弃，而要做一个最好的掌控生活的水手，只有自己创造积极的生活态度，才能成功驾驶这只小船驶向理想的彼岸，完成人生的航行。积极面对生活，是我们生存的最佳模式，乐观向上的态度可以帮助我们战胜困难，令我们向着更美好的生活前进。乐观向上，是你最好的选择。

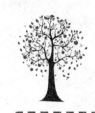

心态积极，
生活就不会绝望

对于现代社会大多数人来说，通常都只会遇到生活中小小的挫折和无奈，但这些挫折和无奈又被认为是不可更改的、不可逆转的，于是我们轻易地选择了放弃。其实大多数时，这些"不可能"只是一种错觉，它们把我们的生命"围"住了。

每一朵乌云都会有一丝亮光，每一个人生都有一线希望。绝境，永远都只是弱者的绊脚石，而对于真正的强者来说，绝境会是人生最佳的垫脚石。如果你在绝境中仍保持乐观的心态，坚定的信仰，那希望之火就会永不泯灭，成功终将会敲响你的房门；如果你在绝境之中被消极心态所侵蚀，那你的前方就会布满疑云迷雾，即使出现机会也看不清、抓不到。保持良好的心态，再坚持一分钟，也许下一个成功者就是你。

普拉格曼是美国当代著名的小说家，可他连高中都没有读完，很多人都奇怪为什么这样一个低学历的人会取得如此巨大的成就。在一次长篇小说颁奖典礼上，普拉格曼解答了人们的疑惑。

1994年8月的一天午夜，正值第二次世界大战期间，当时普拉格曼正在海军服役。两天前他在一次战役中受了伤，双腿暂时瘫痪。为了挽救他的生命和双腿，舰长下令由一个海军下士驾一艘小船，趁着夜色把他送上岸去战地医院医治。不幸的是小船在那不勒斯海湾中迷失了方向，自责和恐惧使那名掌舵的下士惊慌失措，准备拔枪自杀。

就在枪声即将响起的那一刻，普拉格曼镇定自如地对他说："别开枪，虽然我们在危机四伏的黑暗中飘荡了4个多小时，孤立无援，而且我还在淌血，但即使失败也要有耐心，绝不能随便陷入绝望的深渊。"等他把话说完，突然前方岸上射向敌机的高射炮的爆炸火光闪亮起来，原来他们的小船离码头只有不到3海里的距离。

这段经历给了普拉格曼很大的启示。第二次世界大战后，普拉格曼立志成为一名作家。开始时，每当他满心期望地投稿时，换来的都是退稿的结局，身边的亲戚朋友也都说他没有这方面的天分，劝他放弃。普拉格曼也开始怀疑自己，当他决定要放弃的时候，他忽然想起了那戏剧性的一晚，于是他重新鼓起勇气，一次又一次突破生活中各种各样的"围墙"，终于取得了现在的灿烂和辉煌。

试想，如果当时普拉格曼放弃了，那他失去的将是什么？是生命！生活中亦是如此，有的时候，我们对这个世界充满了恐惧和困惑，总会轻易地想到放弃。可实际上，人生没有绝望的处境，只有在处境中绝望的人。心理学家分析，绝境中恐慌、害怕、焦虑等各种负面情绪已然可怕，但如果当事人还不能够进行正确的自我心理引导的话，那很有可能受一时情绪的控制，酿成令人抱憾终身的结局。

历史上关于绝处逢生的事例比比皆是。面对国破家亡的奇耻大辱，越王勾践没有就此放弃，他痛定思痛，卧薪尝胆，最终完成了复国大业；面对双耳失聪对音乐生涯的威胁，贝多芬并没有选择放弃，他扼住了命运的咽喉，演奏出了辉煌的《命运交响曲》……在人生绝境面前，这两位先辈并没有自怨自艾、怨天尤人。相反，他们以坚忍的毅力笑对命运的捉弄，凭借对人生追求的信仰，在绝境中掌控了自己的心态，进而掌控了自己的命运，在历史长河中为自己谱写了完美无憾的篇章。可见，人生没有真正的绝境，心态决定命运。

生活中的你或许有这样或那样的不如意，那么请细想一下，是什么导致了这些不幸的结局？也许导致这种不幸的不是别人，正是你自己。是你消极的心态把你推上了不幸的列车，是你最后的放弃让你与原本属于你的幸福失之交臂。

生活中，每个人或多或少都会遇到自己的人生困境。或许，你正身患绝症，对明天失去了希望；或许，你的事业陷入困境，你的公司随时都有破产的危险；又或许，你正陷入巨额负债中不知道未来如何……逆境中，怨天尤人和乐观面对是两种截然不同的心态，怎样的心态在某种程度上就意味着怎样的命运。是福是祸，是对是错，一切都源于你的选择，你是想在泥沼中深陷，还是在烈火中重生？

当你下一次选择放弃时，请闭上眼，默默对自己说三次："没有绝望的生活，只有消极的心态。"也许当你睁开眼睛时，你便会发现，曙光已悄然来临。

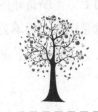

拥有怎样的心态，
就会看到怎样的世界

人们常说，乐观是战胜困难的法宝。的确，只有时时保持一种积极的人生态度才有获取成功的希望，也只有始终保持积极阳光的心态，才能获得幸福的人生。无论你遇到多大的挫折，必须都勇于承担，用乐观积极地心态去面对，即使心里再苦，也要阳光地微笑。人与动物最大的区别在于人会思考。你只有积极思考，表现得自信满满，才可能突破眼前困境，事实上，很多时候，事情远没有你想象的那么糟糕。确实，你总是容易变得低落，那是因为你还没碰到最糟糕的事情，当你遇到挫折时，你想想这是不是最糟糕的？问问自己还有没有解决或缓解的方法？

曾经有两个人一起旅行，他们在沙漠中行走了很久，食物早就吃完了。他们停下来休息的时候，其中一个人拿出剩下的半壶水，问另外一个人："现在你能看到什么？"

被问的人答道："只有半壶水了，哎⋯⋯"

而发问的人说："我看到的是，居然还有半壶水，我们又能撑一段时间了。"

最终，发问者靠着剩下的半壶水走出了沙漠，而被问的人却只走了一半，最终葬身在沙漠中。

为什么同样是半壶水，两个人的想法却完全不一样，最终结果也不一样？这就是因为他们的心态不同。你拥有什么样的心情，世界就会向你呈现什么样的色彩。

同样，懂得自我调节心态的人，总是能看到事物的积极面，即使身处绝望之中，他们仍然能看到希望的种子，他们永远拥有乐观向上、不断奋斗的不竭动力。而相反，那些失败者，他们总是一味地抱怨，总是认为上天不公平，落后时不想奋起直追，消沉时只会借酒消愁，得意时又会忘乎所以，他们之所以失败只因为他们没有学会控制自己的情绪。

我们任何人的一生，都需要自己用心来描绘，无论自己处于多么严酷的境遇之中，心头都不应为悲观的情绪所萦绕，应该让自己的心灵变得通达乐观。罗根·史密斯说过这样一段言简意赅的话："人生应该有两个目标，第一是，得到自己所想的东西；第二是，充分享受它。只有智者才能做到第二步。"

当然，在挫折和失败面前你难免会产生一些焦虑情绪，但我们必须及时调整，用微笑的面孔重新迎接生活。具体说来，你可以这样做：

1.学会转换思维

比如，面对着半杯水，对于乐观旷达、心态积极的人而言，是："哈，真高兴我还有半杯水！"；对那些悲观沮丧、患得患失的人而言，则是："唉，只有半杯水了，这该如何是好呀？"

任何事物都有两面性，如果只盯着消极的那一面，那么我们就会失去欢乐和前进的动力。

2.克服懦弱，提高修养

提高修养本身就是在克服懦弱。当你遇到挫折和困难时，在不良的习气面前，你若能及时地克制住的话，那么这证明你本身就具备一种魄力，也只有这样，才能避免做出不理智的事来；而如果你不能克制而迁就于它，那就是懦弱。

3.培养情商，积极进取

法国作家莫泊桑有一句名言，人是生活在希望中的。情商高的人有很强的上进心、进取心，有进取心便是对未来充满希望，对人生充满希望。

总之，在困难和挫折面前，要坚强，即使心里再苦，也要阳光地微笑，

"黯然神伤时，则所遇尽是祸；心情开朗时，则遍地都是宝"，如果你想获得幸福的话，就坚强一点吧！

乐观的心态总会给人们带来好运，处于挫折中的人们也不必焦虑，其实困难就是纸老虎，战胜它最好的办法就是藐视它，你越是看重它，它就越发地淘气捣乱让你不好过；你若是看轻它，不把它当回事，它也就不敢和你挑衅了。

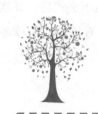

失败为你铺就通往成功的路

　　人们都渴望成功，害怕失败。更有甚者，还为自己定下了"宁可没有成功的机会，也要避免遭受失败的痛苦"的座右铭。可是，谁人没有失败过，谁人一生总是被成功的喜悦包围？世间种种总是先苦后甜，经历过风吹雨打的果实才会更香、更甜。

　　许多人都只看重成功时的辉煌，却忽视了成功之前无数的艰辛和失败。日本企业家本田说："很多人都梦想成功，可是我认为，只有经过反复的失败和反思，才会成功。实际上，成功只代表你努力的1%，它只是另外99%的被称为失败的东西的结晶。"

　　成功总是在最高处散发着炫彩夺目的光芒，但通往顶峰的阶梯，正是用一个个失败铺就的站在低处仰视，成功遥不可及，但如果你顺着阶梯向上爬，说不定还会长出一对美丽的翅膀，直接带你飞向彩云的最高处。

　　有个人，他出生在荒野上一个孤独的小木屋里，从小就做挑水、劈柴等繁重的体力工作。在他的大半个人生中，上帝并没有眷顾这个不幸的人，让他经历了人间百态，历尽世间沧桑。

　　7岁，他全家被赶出居住地，经过长途跋涉，穿过茫茫荒野，终于找到一个窝棚居住。

　　9岁，他年仅34岁的母亲不幸去世。

　　22岁，他决定经商，失败。

23岁，竞选州议员，但落选了。

24岁，向朋友借钱经商，年底破产，直至16年后，才把这笔钱还清。

25岁，他再一次参加州议员竞选，这次终于成功了。

26岁，他订婚了，但离结婚还差几个月的时候，未婚妻不幸病逝。他心力交瘁，数月卧床不起，得了精神衰弱症。

29岁到31岁的三年内，他调整好身心状况，决定竞选州议会议长、国会议员等，但全部以失败告终。

37岁时，他幸运地当选为美国国会议员，在两年任期满时他决定争取连任，但结果很遗憾，他落选了。

47岁到49岁期间，他曾两次尝试着竞选美国副总统一职，但仍然失败。

51岁，他成功当选美国总统。

他就是美国第16任总统——亚伯拉罕·林肯。

家境贫寒，母亲早亡，两次经商失败，十一次竞选八次失败，孤苦奋斗，厄运不断，这就是林肯一生的真实写照。为此，林肯心碎过、痛苦过、崩溃过。但是，他最终还是成功了。林肯曾这样评价自己："虽心碎，但依然火热；虽痛苦，但依然镇定；虽崩溃，但依然自信。因为我坚信，对付屡战屡败的最好办法，就是屡败屡战、永不放弃。"

"宝剑锋从磨砺出，梅花香自苦寒来"，失败是人生必修的课程，而林肯，无疑是这堂课最好的学生。他不断地遭受打击，却又不断地与命运抗衡，拼搏、努力、奋斗过后，终于迎来了人生最大的辉煌，成为令全世界都为之叹服的伟人。也许，冥冥之中自有定数，先前所有的不幸都是为他日后的巨大成就做准备。

我们要学会正确看待失败，在失败中看到希望的曙光，否则，就很有可能会踏上生命的不归路。想当年，项羽一败涂地，自觉无颜见江东父老，遂自刎乌江。输不起的西楚霸王，彻底地败了。不是输在那次决战，而是输在他甘败的心态。若干年后，杜牧游此地时题下了"胜败兵家事不期，包羞忍耻是男儿。江东子弟多才俊，卷土重来未可知"的诗句。霸王的事迹已随时光消逝，但留给后人的却是无尽的惋惜和揣测。时至今日，我们仍不禁联想，倘若项羽当时真的驾船而去，那中国的历史又该怎样改写呢？

从失败中吸取经验是千古不变的法则，这则法则不仅适用于个人发展，也适用于企业的管理。世界上最大的日用品公司宝洁公司曾流传着这样一个不成文的规定：宝洁公司的员工如果在三个月内没有出现任何错误，那就会被视为不合格的员工。对此，宝洁公司全球董事长白波先生解释说：这证明在这三个月内，他什么也没做。

宝洁公司的规定向我们展示了一个赋有韵味的道理：成功是蕴于失败之中的，是由无数次的失败汇聚而成的。没有人可以毫无过错地诠释自己的人生，只有在经历了挫折、苦难、痛苦之后，才能从中得到感悟，化消极为积极，把失败作为人生的垫脚石，一步步迈向成功的辉煌大道。

其实，成功和失败在同一轨迹上，是一对孪生兄弟，总是相伴而生。人的一生，说到底，就是在成功和失败之间荡秋千。古今中外哪一个有成就的人不是经历了无数次失败，然后在失败的泥坑中爬起来勇往直前的？对他们来讲，就算有一千次的失败，也会有第一千零一次地站起来。

没有失败，就无所谓成功，关键是看我们对于失败的态度。而生活就是要面对失败和挫折。当你一蹶不振而悲观失望时，切记失败是成功之母，几次碰壁不算什么，人生的路还很长很长。

任何人，都在尝试错误的过程中不断进步，人生处处都有失败，而真正的强者，即使失败，仍能看到希望，韬光养晦后重新奋起。人生真正的完美，也许并不在于你有多少次成功，而在于你失败后毅然站起的次数，正如美国通用电器公司创始人沃特所言："通向成功的路就是把你失败的次数增加一倍。"

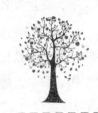

即使遭受打击，
也不能失去信心

一间房子如果窗户破了，没有人去修补，隔不久，其他的窗户也会莫名其妙地被人打破；一面墙上如果出现一些涂鸦没有清洗掉，很快墙上就布满了乱七八糟、不堪入目的乱涂乱画；同样，一个人，倘若经历了打击，就可能从此失去信心，破罐破摔，一蹶不振，如行尸走肉般活着。

在人生的旅途上，尽管人人盼望幸福，无人喜欢磨难，但它们却像孪生姐妹，永远在生活的舞台上相伴共生。面对不幸，面对潦倒，我们所要做的不是怨天尤人，自暴自弃，而应该不断捕捉生存智慧，承受苦难，直面打击，使自己像金子般闪闪发光。等到有一天，当你真正成为熠熠生辉的金子时，任何人都掩不住你灿烂夺目的光辉。

身陷逆境，不同人的态度也截然不同，有的人甘愿乞怜，有的人会自暴自弃，有的人习惯诉苦，而有的人则会奋力自救。当然，你选择怎样的态度，也就选择了你最终的结果。

有一个不幸的小女孩，她一岁半时突患急性脑充血病，连日高烧并昏迷不醒。当她苏醒过来时，眼睛被烧瞎了，耳朵被烧聋了，那一张灵巧的小嘴也不会说话了。从此，她坠入了一个黑暗而沉寂的世界，陷入了痛苦的深渊。

然而，这个不幸的小女孩并没有就此放弃生命，她在黑暗中学会了读书、说话，并掌握了英、法、德、拉丁、希腊五种文字，还考上了著名的拉德克里夫学院。

大学期间，她写了《我生命的故事》，讲述她战胜病残的经历，给成千上万的残疾人和正常人带来鼓舞。这本书被译成了五十多种文字，在世界各国流传。

1904年6月，她以优异的成绩从拉德克里夫学院毕业。两年后，她被任命为马萨诸塞州盲人委员会主席，开始了为盲人服务的社会工作。后来，她又在全美巡回演讲，为促进实施聋盲人教育计划和治疗计划而奔波。

1921年，她组织成立了美国盲人基金会民间组织。

第二次世界大战期间，她访问了多所医院，慰问失明的士兵们。

1964年，她被授予美国公民最高荣誉——总统自由勋章，次年又被推选为世界十名杰出妇女之一。

她，就是海伦·凯勒。

著名作家马克·吐温说："19世纪出现了两个了不起的人物，一个是拿破仑，一个就是海伦·凯勒。"

作为世界上最伟大的女性之一，海伦·凯勒的故事激励了一代又一代的年轻人。面对自身的残疾，她并没有就此放弃希望，而是拼命去学习、去努力、去与命运抗衡，最后终于获得了常人所不能获得的巨大成就。

我们不禁在想，她的动力到底是什么？是对亲人的疼惜，对生命的热爱，对命运的不甘。她想做生命的强者，想做自己命运的主宰，因为不曾放弃，所以她将世界踩在了脚下。事实证明，在逆境中，只要你不让自己消沉颓废，压力是不能把你击垮的。

当你遇到上天对你的考验时，千万不可轻言放弃。放弃了，只会使你的现状越来越差，情况越来越糟，直到坠入生命的低谷。很多事，发生了就是发生了，我们已无法改变，唯一可以做的就是接受现实，并且向前走，把自己身上的优点变成优势，让命运向你低头，再次将生命演绎得淋漓尽致。

我们每一个人都会有身陷逆境的时候，与其悲伤流泪，还不如从自己现有的条件出发去慢慢耕耘，一旦机会来临，就紧紧抓住机会，永不言败，变逆境为顺境。

很多时候，你遇到了人生的坎坷，此时没有人可以真正帮你脱离苦海，你能依靠的只有你自己。如此一来，自救才是你摆脱逆境的唯一方法。唯有冲锋陷阵，杀开一条血路，才能求得海阔天空的生存空间。正所谓，狭路相逢勇者胜！当别人帮不了你的时候，上帝也无法救你的时候，你只有自己救自己了。

有道是"自助者天助"，无论你身处什么样的逆境，都不可以破罐破摔。只要你有心摆脱逆境，并且付诸行动，你就一定能改变现状，重获新生。当一个人的意志足够坚定时，没有什么可以打败他，更没有什么可以吓倒他。

生命，需要在痛苦中挣扎，在挣扎中成长，在成长后成熟，在成熟后绽放。每个人的生命只有一次，在这短短的生命过程中，我们真的没有太多的时间去抱怨，去悔恨，也不能因为一次不幸就从此生活在阳霾中。人生的路，就算布满荆棘，我们也要踏过那带血的土地，向着太阳升起的方向，去追寻阳光和雨露。

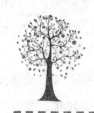

梦想在心里，
生活就有希望

有梦想才有希望，一个没有梦想的人会生活在浑浑噩噩当中，不知道每天要做些什么，不知道每天的生活是为了什么，而怀揣着美好梦想的人都有着极大的生活热情，这种生活热情是一种动力，让一个人每天都有无穷的精力去做自己该做的事。

如果一个人有梦想，生活就会充满希望，他就会朝着自己预期的方向发展。

有一个故事可以给我们很多的启发：

一对夫妻，丈夫经营着一家公司。突然有一天，丈夫悲伤地回到家里，妻子问他究竟发生了什么事，丈夫伤心地回答道："最糟糕的事情发生了，我被法院宣告破产了，家里所有的财产就会被查封，你会离我而去吗？我什么都没了。"说着不禁痛哭起来。

妻子这时温柔地拍拍他的肩膀说道："亲爱的，你的身体也被查封了吗？"丈夫不解地回答说"没有"。

"我不会离你而去的，我总不会也被法院查封吧。"妻子幽默地说。

丈夫抬起头说道："当然不会……"

"那我们的孩子呢？"妻子又问道。

丈夫站起来说："他们更与此事无关，我不会让孩子跟着我吃苦的。"

"既然如此，你怎么就能说家里什么都没有了呢？我嫁给你不是只为了要和你分享快乐，也是要和你同舟共济的。你还有我，还有我们的孩子，还有你自己的头脑和双手，我们可以从头再来，有了从商的经验，我们会做得更好，过去的就当是一种学习吧，我们要重新点燃希望，才能生活得更好。"

丈夫听了妻子的话，重新振作起了精神。几年后，他重新成立的公司发展得非常好，而这一切，都是因为妻子的话给了他新的希望。

人最大的敌人不是遭遇的苦难和挫折，也不是最强劲的竞争对手，而是我们自己的心理。只有我们自己坚持希望和梦想，才能战胜一切困难。面对生活中的所有不幸，我们都要始终保持最大的热情，保持坚定的意志，去拼搏去奋斗。美好的生活只能由我们自己来创造，倘若自己放弃自己，那才真是失败的人生。

我们每天的生活大都是在平淡中度过，有梦想才有生活的希望，没有梦想的人即便在位高权重也不会过得幸福，有梦想的小人物即使是做着最简单、最廉价的劳动也会过得很开心，也会生活得很幸福。所以，幸福不在于我们每天赚多少钱，赢得多少掌声，而在于我们是否拥有梦想并为之奋斗着，每次努力都是为了实现自己的梦想，每次成功都使我们离梦想更近了一步，而当我们最终实现梦想的时候，新的梦想随之又出现了，人生就是不断实现梦想的过程。每当我们实现自己的小小梦想，我们就会有一种难以言表的幸福感，这就是我们生活的意义所在。

每个人都拥有梦想，而最难的就是成就梦想。所以，从现在开始，先了解自我，确定自己的梦想，然后开始为之而奋斗吧。这一条寻梦之路或许顺利或许坎坷，但人生若是一帆风顺，不是也缺少了许多乐趣吗？只有不畏难险，为梦想而努力，生命才有意义。梦想在哪里，希望就在哪里，理想的彼岸也就在哪里。

第十章

提升自己的心理策略：
在改变中寻求进步

　　每个人都希望自己是一个完美的人，然而，作为凡夫俗子的你我，身上总不免有这样那样的不足，要想达到完美的境界谈何容易。不过没关系，人身上的不足其实就像弹簧，你强它就弱，你弱它就强。只要我们勇敢地战胜它，命运就会向我们所期望的方向转变，即使最后不能完美，也能趋于完美。

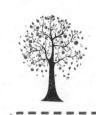

正视自己的不足，
才能不断完善自己

　　一位很有才华的科学家得知死神正在寻找他，他很害怕，他不想死，便使用克隆技术复制出了十二个自己，想在死神面前以假乱真保住自己的性命。

　　死神终于来了，但是看到十三个一模一样的人，竟分辨不出哪个才是真正的目标，只好悻悻离去，科学家也为此而洋洋得意。

　　好景不长，没过几天死神又回来了，脸上带着微笑说："先生，您是个天才，能克隆得如此完美。但是很不幸，我还是发现有一处瑕疵。"

　　真正的科学家一听，便暴跳如雷地大叫："哪里有瑕疵？我的技术是完美的！"

　　"就是这里。"死神说道，他抓住那个说话的人，把他带走了。

　　人性中的不足就像是影子一样跟随着我们，在最关键的时刻，反过来把我们抽打得措手不及。死神不愧是死神，对人性的弱点了如指掌，知道人们都不愿正视自己的缺点，而不愿正视自己缺点的结果，恰恰暴露了人性中的不足。

　　有很多优秀的人物，就因为战胜不了自身的不足，最终落得悲惨的结局。更有甚者，害人害己，最后成为"千古一叹""功亏一篑"，或者"遗臭万年"，甚至"千古骂名"的诠释者。

　　每个人都有不足之处，稍不留意就可能导致我们人生挥之不去的败笔。

莫泊桑《项链》中的主人公，爱慕虚荣，不切实际，最后花费大半生的时间去偿还虚荣的代价；乐不思蜀的阿斗，懒惰懈怠，不求上进，终于成为亡国之君；"力拔山兮气盖世"的楚霸王，骄傲自满，狂妄自大，最终落得四面楚歌、乌江自刎的下场。因此，克服自身不足最有效的良药就是正视不足，勇敢面对。

猫头鹰遇见了斑鸠，斑鸠问它："你要到哪儿去呀？"

猫头鹰说："我准备搬到东边去。"

斑鸠问："为什么呢？"

猫头鹰说："村里人都讨厌我的叫声，因此我想搬到东边去。"

斑鸠说："你改变叫声，就可以了。要是不能改变叫声，即使搬到东边去，东边村里人照样讨厌你。"

每个人的不足都是客观存在的，不是逃避就可以解决的，猫头鹰并没有认清问题的本质，搬家只是它逃避问题的表现。但无论怎样逃避，就像斑鸠说的那样："要是不能改变叫声，即使搬到东边去，东边村里人照样讨厌你。"

我们都知道，当我们对着大山大喊"我恨你"时，山谷也会传来回应："我恨你。"而如果我们对着大山喊"我爱你"，那么山谷也会对着我们喊"我爱你"。弱点也是如此，如果我们仇视它，那么它就会反过来报复我们，相反，如果我们能够积极面对它，它就会成为促进我们成长的推动力。

正视自己的不足，就是挑战自我。尺有所短，寸有所长，面对自己的"所短"，你必须挑战自己，克服心理障碍，扬己"所长"，这样，才能取长补短，才能变不利为有利，变坎坷为坦途。

当代作家史铁生，在20岁的时候突然双腿瘫痪。面对自己身体的严重疾患，他感到过绝望，想到过死。但后来，他正视了自身的不足，战胜了消极心理，下决心要好好活着。他解放了被死亡奴役的心灵，发挥爱好文学的特长，终于在文坛上确立了自己的地位。可以说，没有正视自己的不足，没有在人生低谷的挑战自我，就没有他现在的功成名就。

人非圣贤，孰能无过。任何人只要愿意控制自己的弱点，愿意接受积极的心态，就能把最弱点转为最强点，让自己向完美更进一步。积极向上的信仰、深刻的理解和无私的奉献将会为我们开启另一扇人生之门。我们不仅会精力充沛，可以应付各种问题，还有足够的余力和远见，不仅对自己，还会对许多人产生建设性的影响。

这世界上没有十全十美的人，人们在工作、学习、生活中总会存在这样那样的缺点和错误。我们要"闻过则喜"，勇敢面对缺点和失误，并且努力纠正自己的不足，从而使自己不断进步，不断接近完美。

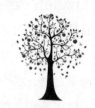

批评是进步的阶梯，
改进中越发自信

三个刚开始学习绘画的人想知道自己的画有多大价值，于是将自己的得意之作以1000元的标价出售。他们的第一个顾客都说了一句相同的话："你的画有什么好，根本不值那么多钱。"

其中一个人听到这样的批评后，对自己的画好好审视了一番，觉得自己还有很大的潜力，最终以2000元的价格将画出售，之后，他时刻谨记那个人的批评，刻苦努力，终于成为著名的画家，他就是16世纪意大利著名画家丁托列托。

另一个人听了同样的批评后，看着自己的画沉思了一会儿，然后轻轻地将画撕毁，从此改行，致力于雕塑，最终成了一代宗师，他就是唐代著名雕塑家杨惠之。

第三个人听了批评后，备受打击，情绪低落，将自己的画以500元的价格出售。从此，这个人一蹶不振，最终只是个不入流的街头画匠，一事无成。

面对同样的批评，这三个人表现出了不同的态度，也演绎了不一样的人生。丁托列托将批评化作动力，并以此激励自己，成为自己拼搏的指路明灯；杨惠之将批评当作镜子，照出了自己的不足，并以此为人生的转折点，及时改变，走向另一个成功的巅峰；而至今我们仍无法说出名字的那个人，将批评视作毒药，从此一蹶不振，一不小心毁了自己的一生。

　　如果你受到了批评，那你可以偷笑了，因为这至少证明你已经得到了别人的注意。古语云"金无足赤，人无完人""人非圣贤，孰能无过"。人活在世上，没有谁可以完全正确地诠释自己的人生，在生活或工作当中，受到批评是一件很平常的事情。批评无所谓，谁都要经历，重要的是，别把过多的注意力放在上面，让它影响了你。

　　良药苦口利于病，忠言逆耳利于行。一棵参天大树成为栋梁之材，必须要经过风霜雪雨的洗礼，必须不断地修枝打杈。人要进步，同样需要别人的批评、督导、鞭策和帮助。苏联著名作家奥斯特洛夫斯基有这样一句名言："批评，这是正常的血液循环，没有它就不免有停滞和生病的现象。"如果你受到了善意的批评，那一定要记得感恩，感激别人对你的不吝赐教，感激别人给了你进步的机会。

　　我们几乎每天都要经历各种各样的批评，面对批评，我们要把握好自己，同时也要学会分辨不同的人。如果你的老板不分青红皂白批评了你，那你就会明白老板的为人，也可以从中稍微判断一下，公司在这样一位老板的带领下能否走向辉煌，也为自己将来的事业增加了一个衡量的砝码；如果你不小心犯了错，而你的朋友却只知道一味地指责你，那你可以从中体味，他（她）是否是那个可以和你同甘共苦的兄弟或姐妹……

　　1929年，美国教育界发生了一件大事。好几年前，一位名叫罗伯特·哈金斯的年轻人一面在耶鲁大学读书，一面打工，做过侍者、伐木工、家庭教师等工作。不过8年的时间，他竟受聘为全美第四的芝加哥大学的校长，当时年仅30岁，这真不可思议！一些年长的教育学家都很不以为然，各种批评纷至沓来：他太年轻啦！他没有经验！他的教育理念是荒谬的！……最后连报纸也不能保持客观，加入了这场攻击。

　　哈金斯上班那天，一位友人对他的父亲说："今早的报纸上全都是诋毁你儿子的言论，这真令人惊讶！"

　　哈金斯的父亲回答："真的是很严重，不过我们都知道，没有人会踢一只死狗。"

　　确实如此，越勇猛的狗，人们踢起来就越有成就感。

很多时候，有人之所以要恶意地批评你，是因为他觉得你在某些方面比他强，他的目的无非是想借贬低你而显示自己，这恰恰反证了你是一个有实力、有能力的人。有了这种认识，你就不会被任何批评和诽谤之箭所伤了。

对于别人的批评，我们也可以采取置之不理的态度。那样的话，任何尖刻的批评和恶意的中伤，都不能损你分毫。正像林肯说过的那样："只要我不对任何人的攻击做出反应，这件事就会到此为止。"

批评，总是在不停地和我们玩着变脸游戏，在它迅速而模糊的变脸过程中，我们被搞得糊里糊涂。但是看完它的变脸之后，如果它对你露出的是天使的脸，你可以微笑之后说声谢谢，在改进中越发自信；如果它露出的是魔鬼的脸，你可以站在阳光下，让它在阳光的照射下烟消云散。不要过多地在意它的脸是天使还是魔鬼，不要让它成为你前进的绊脚石。无论它如何变脸，你都要昂首挺胸大步向前走，心情愉悦地走向更远更美的远方。

学会信任，
别让猜疑毁坏人生

生命中不可能全是温暖，生活里也不可能事事如意，困难、挫折、疾病、背叛等，无时无刻不在你的身边游荡。遇到困难，我们会怀疑自己的能力；遇到挫折，我们会怀疑自己的勇气；遇到疾病，我们会怀疑自己是不是还有其他疾病；遇到感情问题，我们会怀疑这世界上到底还有没有爱情。

猜疑就像一颗定时炸弹，随时都可能在身边爆炸，在炸伤自己的同时，也会炸伤别人。生活中我们经常看到这样的事，因为猜疑，夫妻离异；因为猜疑，朋友反目；更有甚者，因为猜忌，国破家亡。

明朝名将袁崇焕率领军队，在明朝江山摇摇欲坠时筑起了抗击清兵的最后一道防线。开创清朝大业的努尔哈赤，撞在袁崇焕这块石头上，一命呜呼了；雄心勃勃的皇太极，几次要攻破京城，都被袁崇焕打得落荒而逃。

袁崇焕像磐石，挡在金兵入关的路上，坚不可摧。

为了大清的统一大业，皇太极终于设下了反间计，要借崇祯皇帝之手除去心头大患。

皇太极首先假拟了两封所谓的"密信"，让部下故意将之丢失在明军经常出没的地方，信中以自己的口气约袁崇焕私下议和。消息一传开，京城中人心惶惶，谣言四起。那些平日与袁崇焕不合的大臣纷纷劝崇祯帝将袁崇焕治罪。

崇祯帝不知道该如何抉择了，此时，他突然想起满洲人围攻北京城的时候，朝廷命袁崇焕在顺义、蓟州一带将敌军击退，但袁崇焕却直接退守通州、昌平，随后才退守京城。袁崇焕为何不听指挥，难道他真的叛国了？

正在崇祯帝半信半疑之际，两名从清营中逃回来的宦官报告，他们在清军中听说袁崇焕已经和皇太极议和了，不久就会将北京城献给皇太极。崇祯帝至此深信不疑，马上传唤袁崇焕觐见，趁他不防备的时候下令将他逮捕入狱。

袁崇焕入狱后，写了一首诗表明心迹，其中两句是："但留清白在，粉骨亦何辞。"

然而，疑心重、善猜忌的崇祯皇帝还是没有相信这位忠心报国的将军，一道圣旨下令将其凌迟处死，皇太极也终于如愿扫除了自己统一大业中最大的绊脚石。

袁崇焕为何含恨九泉？是因为皇太极的反间计？不。说到底，还是因为崇祯帝疑心太重，反过来帮了皇太极的忙。

猜疑心理是一种狭隘的、片面的、缺乏根据的盲目想象，陷入猜疑误区的人活得很累。我们每个人，都应该拓宽我们的胸怀，来增加对别人的信任，排除不良心理，敞开心扉，将心灵深处的猜测和疑虑公之于众，增加心灵透明度，求得彼此之间的了解沟通，增加相互信任，消除隔阂。

其实，猜疑之火往往是在长舌人的煽动下，越烧越旺，进而导致我们失去理智，酿成恶果。任何事，我们都应该自己去追根究底，寻找答案，而不是在长舌人的流言蜚语中竖起一道心墙，让自己离真实越来越远。

有一则很有趣的故事。古代有一个人，丢失了一把斧子，他怀疑是他的邻居偷了。他有心观察，觉得邻居走路、说话、神态都像是偷了他的斧子的样子，因此他肯定邻居就是小偷。不久，他在自家地里找到了斧子，再观察邻居，觉得他说话、走路、神态竟全然不像小偷的样子。

这位丢斧者为什么会对同一个人作出前后两种截然不同的判断？这正说明猜疑是一种主观的想象和推测，不是以客观事实为依据的，因此会造成我们判断上的失误。其实，人很多时候的猜忌都是空穴来风，都只是我们庸人自扰的想法罢了。

　　人有疑心，无可厚非，良好心态下的猜疑使我们保持理智，但不可无端生疑，因为它会使你丧失信心和斗志，搞不好，还害人害己。

　　有些猜疑，来源于相互的误解。如果是这种情况的话，就应该通过适当的方式，两人坐下来交流。通过谈心，使各自的想法为对方所了解，消除误会，避免因误解而产生冲突。

　　何必为一些事而长夜难眠，何必为一些人而伤透脑筋？世界本是透明的，为什么要让猜忌在你的天空布满灰色的阴霾？把关闭的心窗打开，让黎明的阳光照射进来，在阳光的照耀之下，所有的疑惑、焦虑、烦恼都会烟消云散。

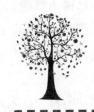

过多的欲望
会使你的人生束手束脚

据说，上帝在创造蜈蚣时并没有给它脚，但是它可以爬得和蛇一样快速。

有一天，它看到羚羊飞快地在大草原上奔跑，就问羚羊："你为什么跑得那么快啊？"

羚羊骄傲地说："因为我有四只强而有力的脚，无论怎么奔跑都不会累。"

"原来只要有脚就可以跑得快啊！"蜈蚣开始希望自己可以有很多很多的脚。

后来，它向上帝祷告说："上帝啊！我希望拥有比其他动物更多的脚。"

上帝答应了蜈蚣的请求，把好多好多的脚放在蜈蚣面前，任凭它自由取用。蜈蚣迫不及待地拿起这些脚，一只一只地往身上贴，从头一直贴到尾，直到再也没有地方可贴了，它才恋恋不舍地停止。

它心满意足地看着满身是脚的自己，心中窃喜："现在我可以像箭一样快地飞出去了！"

但是，等它开始要跑步时，突然发觉这些脚噼里啪啦地各走各的，自己完全无法控制。

后来，它每走一步都必须全神贯注，因为只有这样，它才能使一大堆脚不牵绊。这样一来，它走得比以前更慢了，它每天小心翼翼地走，并开始怀念自己没有脚的日子。

贪婪的人，总被欲望牵引，被欲望控制，结果只能让自己坠入深渊。尽管人性中的欲望是与生俱来的，但若沉湎于欲望而不能自拔则称为贪婪。欲望使人迷惑，在不自觉中丧失了理智，直到付出了沉重的代价时，惊醒却为时已晚，让本来的一件好事成了遗憾的事情。

欲望是个无底洞，你永远都填不满。当你拥有一些东西的时候，就会想得到更多的东西，只要你得到了，你才会有安全感，才会觉得踏实。贫穷的人只要一点东西就可以感到满足，奢侈的人需要很多东西才可以满足，但是让欲望控制的人却需要一切东西才能满足，所以他们总是不知足，他们天天生活在不满足的痛苦中。

每个人都有欲望，有时欲望也会变成人生前进的动力，使你的生活变得美好而舒适。但是，我们要把欲望控制在一个合理的范围内，适当的时候，我们还可以对欲望进行修剪。

曼谷的西郊有一座寺院，因为地处偏远，香火一直非常冷清。这天，寺院来了一个不速之客。来人衣衫光鲜，气宇不凡。法师陪来客四处转悠，行走间，客人向法师请教了一个问题："人怎样才能清除掉自己的欲望？"

法师微微一笑，把来客带到寺院外的山坡上，客人看到了满山的灌木，不明所以。法师把剪子交给客人，说道："您只要反复修剪一棵树，您的欲望就会消除。"客人疑惑地接过剪子，走向一丛灌木，咔嚓咔嚓地剪了起来。

十天后，客人又来了；十六天后，客人又来了……当客人将那棵灌木修剪成一只鸟的形状后，法师对他说："施主，你知道为什么当初我建议你来修剪树木吗？我只是希望你每次修剪前都能发现，原来剪去的部分会重新长出来。这就像我们的欲望，你别指望完全消除。我们能做的，就是尽力把它修剪得更美观。放任欲望，它就会像这满坡疯长的灌木，丑陋不堪。但是，经常修剪，就能成为一道悦目的风景。对于名利，只要取之有道，用之有道，利己惠人，它就不应该被看作是心灵的枷锁。"客人恍然。

法师不知道，来客是曼谷最享有盛名的娱乐大亨。此后，越来越多的香客来到寺院，寺院周围的灌木也一棵棵被修剪成各种形状。

我们花了很多时间争取财富，却少有时间享受；我们的房子越来越大，住在房子里的人却越来越少；我们有很多食物，却无营养可言；我们征服了外面的世界，却对自己的内心世界一无所知。因为欲望，我们得到了很多，但失去的更多。

每个人都需要自我分析一下，看看自己心里哪些是合理的欲望，哪些是超出能力的过分的欲望，这样就可明确何为贪欲，预测贪欲带来的危害，从而修剪贪欲，控制贪欲，使自己在生活中从容不迫，游刃有余。

一个人赤裸裸来到这个世界上，还要赤裸裸地离开这个世界。你费尽心机得到一切，可自己所能享受的只有一屋、一床、一衣、一饭而已。

我们要生活得快活，就必须摆脱欲望的羁绊，要懂得知足，学会奉献，保持平常心。当我们懂得知足时，一切贪婪和苦闷就会烟消雾散；当我们学会奉献时，就会享受到与人分享和实现自我的快乐；当我们保持平常心时，就会体会到真诚、和平、友善带来的幸福。

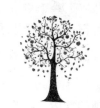

每个人都有属于自己的幸福

很多时候我们问自己，也问别人："你觉得自己幸福吗？"大多数人的回答都是"一般"，很少有人非常满意自己的现状，人们总觉得生活缺少点什么，没有想象中那么理想。当然，也正是由于人类的不满足，我们的社会才有了进步，但那种不满足是人类进步的动力。而这种天天自怨自艾，对自己什么都不满意的人却无异于自寻烦恼。

其实，幸福和不幸总是相伴而生，就像有的人视力不好可是听觉很灵敏，有的人腿脚不方便但是头脑聪明，有的人赚钱不多可有个幸福的家庭……

塞翁失马，焉知非福。这个古老的成语故事大家都很熟悉，好的事情发生了不代表事事顺利，不好的事情发生也许还隐藏着些许幸运。人生中的大事小情，很多不都是这样吗？

美国著名的管理心理学家D·史华兹提出了一个著名论断，也就是"史华兹论断"，即所有的坏事情，只有在我们认为它不好的情况下，才会真正成为不幸事件。

这一论断是从我们的普通生活中总结出来的。从全球来看，不定期地发生着政治、经济、自然环境等各种灾难，人们在自然和社会的制约下，难免不会遇到困难，这时很多人的事业和人生开始向不好的状况发展，在这时就会分化出两种人：一种是悲观失望的人，另一种是乐观向上的人。自暴自弃的人也许再也翻不了身，而充满自信的乐观人士往往能重整旗鼓，这就是我们自身的思想对自己本身的影响。仔细想想，确实如此。命运是由我们自己掌握的，想以后怎样发展，都是靠自己的努力实现的，简而言之，就是自己的事说了算。如果能够时刻保持乐观的心态，就算失败了也不是什么可怕的事，留得青山在，不怕没柴烧，跌倒了再爬起来就是。

怎样在情况糟糕时还能看到一丝光明呢？这就要靠我们自己去寻找，这个过程也许艰难，但只要不失去希望，就一定能再次成功。

玛丽·玛特琳在出生18个月后就成了一名聋哑人，然而她却获得了第59届奥斯卡最佳女主角奖，这是连正常人都难以企及的演艺界的最高荣誉。

玛丽·玛特琳虽然从小就知道自己与常人不同，但她非常热爱表演，在她8岁时，母亲将她送入了聋哑儿童剧院去学习，9岁她就开始在舞台上演出了。但是她只能出演一些聋哑角色，尽管这样，她依然刻苦努力地提高自己的演技。在她19岁时，一次演出的机遇让她从此走上了银幕，后来一位导演要将这部舞台剧拍成同名电影《小神的女儿》，仍然邀请她出演女主角。玛丽扮演的人物在电影中没有一句台词，都是靠极有表现力的眼神、表情和动作来完成的，但玛丽优秀的表演恰好揭示出了女主人公的内心世界。

玛丽就这样成为奥斯卡史上第一个聋哑影后，玛丽在获奖后这样说："我的成功，对正常人也好，对残疾人也好，我想都是一种鼓励。"

这个故事告诉我们想要幸福来敲门，就要靠自己的努力付出。玛丽没有因为自己人生的不完整而放弃自己，而是为了自己的理想，付出了几倍于常人的努力，而许多正常人却永远都不能企及玛丽的人生高度。

在我们出生时，我们都是站在同一个起点上，只是后来个人的付出不一样，人与人才有了分化，如果你想做一个成功者，就要时刻都比别人努力，努力不是要剥夺你的休息时间，而要你给自己制订计划，短期的和长期的都有，按照计划一步步去努力，这样，只要能坚持下来，就能最终实现自己的理想。

如果你只想着天上掉馅饼的事，那就像买彩票一样，中头奖的概率渺茫，人生要靠自己来把握，想要得到幸福，就一定要有付出。有一句激励青年的话是"现在的学习是为四十岁的成功做准备"，如果想在人生最辉煌的时刻达到成功，就一定要在青年的时候付出等值的努力。

第十一章

改正缺点的心理策略：
让你的灵魂变得强大

　　人生就像一个大熔炉，悲欢离合的人生故事总是重复上演，我们像是照镜子，不断地发现自己的缺陷，然后选择坚强地面对。途中，你会经历刺骨的疼、锥心的痛，但只要拥有执着的信念，不屈的灵魂，就一定可以克服心理弱点，成为一个掌控世界、傲视万物的人。

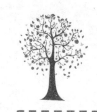

打开心灵的窗户，
别活在自闭的世界

有的人在坎坷难行的人生路上遇到了深入肺腑的痛苦，于是嗟叹人生艰难，痛恨世态炎凉；有的人怀才不遇，难觅知音，得不到世人的谅解，于是独处一隅，与世隔绝；有的人自惭形秽，悲观自己才貌平庸，才智低下，于是看不起自己，不相信自己，不愿意与人交往……这些人境遇不同，但结果却大致差不多：把自己置身于孤独的控制之下，陷入无边的伤感之中。

牢固的闭锁心理是给自己画地为牢，它最终会把一个人的全部激情耗干，将一个鲜活的生命推进坟墓。封闭在自己狭小的圈子里，你不会感受到丝毫快乐，只会离幸福越来越远，我们应该走出自我封闭的圈子，注意倾听自己心灵的声音，并细心发现生活中的美好与幸福。

约翰太太是美国最富有的贵妇人之一，她在亚特兰大城外修建了一座花园。花园里种满了各种名贵的花，蜜蜂、蝴蝶整日在花园里飞来飞去。

美丽的花园很快吸引了游人的注意，他们无所顾忌地跑到花园里游玩。小孩子在花丛中追赶蝴蝶，年轻人在草坪上翩翩起舞，老年人则坐在池塘边上悠然垂钓，甚至有人在花园中支起帐篷，准备享受一下浪漫的仲夏之夜。

约翰太太站在窗前，看着这些人在自己的花园里快乐得忘乎所以，觉得自己的权利受到了侵犯，于是叫仆人在花园门外挂上一块牌子，上面写着：私人花园，未经允许，请勿入内。

可是这样根本就不管用，游客们还是成群结伴地到花园里游玩。约翰太太就叫仆人去阻拦他们，结果发生争执，游人一怒之下拆毁了花园的篱笆墙。

后来，约翰太太想到了一个绝妙的主意，她吩咐仆人取下花园门外的牌子，换上一块新的，上面写着：欢迎各位来此游玩，但花园的草丛中潜伏着一种毒蛇，请大家注意自己的安全。倘若不慎被咬伤，必须在半小时内急救，否则将性命难保。

看到牌子后，所有游客开始对花园望而生畏，要知道，距离这里最近的一家医院位于威尔镇，坐车大约40分钟才到。

从此，花园里的游人越来越少了。几年之后，花园变得杂草丛生，毒蛇出没，慢慢荒芜了。寂寞、孤独的约翰太太空守着她的大花园，开始怀念起当初来她园子里玩的游客。

一块牌子，真的暂时解决了约翰太太的烦恼，她终于如愿以偿地保护了自己的花园，独享花园的美丽。她用一个绝妙的主意为自己建了一道独特的"篱笆墙"，以防止外人的靠近，而这道无形的篱笆墙就是自我封闭。

结果如何呢？约翰太太在自我封闭的同时，也远离了幸福和快乐。一味地隔绝与外界的接触与交流，只会像契诃夫笔下的套中人一样，把自己裹得严严实实，却陷入了无尽的寂寞与孤独之中。

其实，快乐可以很简单，幸福也可唾手而得，只要拆毁心灵的篱笆墙，让阳光射进来，让游人进来嬉戏，那心灵的花园就不会荒芜。

很多人认为自闭是一种自我保护的手段，但无数事实证明，自闭终会使人尝到苦果，酿成不可挽回的大错。为免受西方干扰，永作天朝大国，清政府选择闭关锁国。但结果呢？中国的大门还是被西方的炮火打开，圆明园也在八国联军的呐喊中被抢劫一空；袁绍自以为兵多将广，自诩是军事奇才，怕有奸细而将前来投奔的人拒之门外，如此刚愎自用，难怪在官渡之战中以多败少，倒成就了死敌曹操的丰功伟业。

可见，自闭并不能给自己带来永远的保护，只会使你原本坚固的堡垒一点点倒塌，最后带给你水滴石穿般的毁灭性打击。

俗话说："轻霜冻死单根草，狂风难毁万木林。"人际关系就像是一盏指路明灯，在你的人生山穷水尽时，指引你走向柳暗花明又一村。我们要学会克服自闭的消极心理，不管身处何地，都要与人建立起一种亲密的情谊。利用集体的力量，把自己推向人生的顶峰，在失败之后毅然爬起，掌控自己的命运，重拾鲜花和掌声。

我们生活在一个五颜六色的世界中，我们要在缤纷烂漫的生活中吸收养分。每个人的心中都有一扇窗，只要你轻轻打开，就可以听到欢声笑语，感受到鸟语花香，欣赏到窗外美丽的风景。轻轻地打开那扇窗，让心灵充满阳光，让快乐充满心田，让灵魂不再发霉。

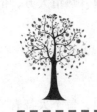

挣脱抑郁的罗网，
让自己快乐起来

有一对姐妹，姐姐玛丽从小就冰雪聪明，乖巧可爱，长大后也如愿做了一名芭蕾舞演员。妹妹瑞秋虽然也长得惹人怜爱，但和姐姐相比，她总觉得自己差了一大截。

连续两次高考落榜后，瑞秋只得上一所名不见经传的专科学校，本来就有些自卑的她从此变得更加抑郁，觉得自己一点都不招人喜欢。

邻居有个大哥哥叫杰克，长得帅，又会打篮球，和姐妹两人是青梅竹马的好朋友，瑞秋已经偷偷喜欢他好久了。可是，杰克似乎更喜欢姐姐，因为他经常向瑞秋打听姐姐的事情，为此，瑞秋很伤心。

圣诞夜到了，瑞秋的父母决定举行一次盛大的晚会，邀请所有的亲戚朋友来玩，杰克自然也在受邀行列。

晚会当晚，姐姐盛装打扮，吸引了在场所有男士的目光。瑞秋就像是姐姐的影子，没有人注意她。

当晚最令人期盼的时刻就是跳舞的时候了，这一刻，每一个男孩子都可以邀请自己喜欢的女孩子跳一支舞。看着一群男孩子争相邀请姐姐跳舞，瑞秋心想：杰克应该也在等待和姐姐跳舞吧！不想看他和姐姐跳舞，瑞秋决定独自一人到花园走走。

"我可以请你跳一支舞吗？"就在瑞秋准备出去的那一刻，她听到一个温柔的声音对自己说，抬起头，竟是杰克。

"你为什么不邀请玛丽跳舞，她那么漂亮？"舞池中，瑞秋不安地问杰克。

"她是很美，但每个人都有自己的美丽之处，她像玫瑰，热情大方，但你像百合，纯洁无瑕。相比于玫瑰，我更喜欢百合。"

"那你为什么经常向我打听玛丽的事情？"瑞秋吃醋地问道。

"傻瓜，那是因为我想引起你的注意。"

自此之后，瑞秋再也不会感到抑郁了，因为她终于明白，每个人都有一片美丽的天空，只是抑郁遮掉了所有的色彩。

每个人都有自己的长处，都有值得自己骄傲和珍惜的地方，星星不会因为太阳的光芒而收敛自己的光芒，小溪也不会因为大海的广阔而停止流淌，生活中也没有必要因为一点点不如意而整日抑郁。

人，总容易放大自己的不幸，于是开始为自己没有花容月貌而抑郁，为自己没有财富地位而抱怨；为一场突如其来的疾病而丧失对生活的信心。其实，没有花容月貌，你还有聪明才智；没有财富地位，你还有家庭温情；就算得了重病，你还有机会可以治愈。无论遇到什么，人生总会有一些值得我们庆幸的事，只是抑郁的心情，遮住了蔚蓝的天空，从此，只能用灰色的眼睛看世界。

抑郁，真的是要不得的心理，一代佳人林黛玉因抑郁而香消玉殒，歌坛宠儿张国荣因患抑郁症而坠楼身亡。在中国，每年因抑郁症而自杀的人已经上升到了20万，在美国也有500万在服用抗抑郁药物。越来越多的人饱受抑郁之苦，我们应该及时审视自己的心态，倘若真的有抑郁的苗头，就要快刀斩乱麻，将其扼杀在萌芽之中。

当你心情郁闷的时候，首先要懂得如何调节自己的心情。你可以约朋友去看一场电影，也可以去看看大海，吹吹海风，又或者给自己放个假去旅游放松放松心情，再或者找个咖啡店坐在窗边，看看路上的行人，想想以前开心的事。那样我们的生活就会到处都是阳光，抑郁就不会在我们心里生根发芽。

自信是抵制抑郁侵袭的一个绝好方法，我们应该善于从自己成功的案例中进行自我肯定，然后激励自己不断挑战新的事物，在紧张和刺激中寻求满足和自我认可。

重新审视一下你自己，你有疼爱你的父母，有爱护你的兄弟姐妹，有对你谆谆教诲的老师，有一份安逸稳定的工作，还有一个爱你的丈夫或妻子，一个可爱的孩子。你拥有了全世界所有的幸福，还有什么理由去抑郁？即使缺少了其中的某一样，但这个世界上总归还会有让你觉得温馨的情感。

生活可以过得很幸福，只要挣脱抑郁的罗网；给自己一个笑脸，世界将五彩斑斓。

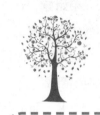

自卑，
是因为你没有好好欣赏自己

英国有位少年，长得憨头憨脑，言谈举止迂阔笨拙，是同学们戏谑的对象。他常常把课堂搅成一锅粥，老师都不愿意给他上课，认为他身上没有任何优点，甚至他的父亲也认定他脑子有问题，从来不跟他讲话。

走向社会后，这位少年也因自己憨态十足的脸和笨拙的举止而找不到工作，极度自卑的他四处碰壁，苦恼至极，于是整天躲在房间里情绪消沉地喝闷酒。

只有他的母亲认为他是优秀的，她将儿子带到花园里，指着各种各样的花草说："每种花都有开放的机会，那些还没有开放的，只是未到季节。人也一样，每个人都有机会成功，你只是还没有遇到适合你的时机。但是，花草在没有遇到适合自己开放的季节时，需要吸收养分和阳光，储蓄足够的能量等待属于自己的季节来临。所以，你现在也要储蓄足够的能量，那就是学习更多的知识，经历更多的挫折，积累更多的人生智慧，等属于你的季节一到，你自然会绽放出美丽的人生之花。"

这位少年在母亲对自己充满信心的目光中站了起来，开始寻找自己身上的优点，他发现自己的表演才能无人能及，他表演的滑稽剧常常逗得老师和同学捧腹大笑。

终于有一天，一位著名的喜剧导演看了他的表演后大笑不止，赞叹这位少年是不可多得的喜剧表演天才，立即邀请少年和他合作。

这位少年就是艾金森，如今，更多的人只记得他叫憨豆先生。

在学习或生活方面，艾金森或许真的是一个扶不起的阿斗，我们永远不要期望他拿一个诺贝尔奖或成为一个无可挑剔的绅士。然而，在喜剧表演领域，艾金森获得了人生大奖，他把憨豆先生的形象表现得淋漓尽致，并为自己赢得了声誉，成为世界著名的喜剧表演艺术家。

法国著名作家罗曼·罗兰说："每个人都有他隐藏的精华，和任何别人的精华不同，它使人具有自己的气味。"每个人都有自己的优点，这个优点就是你人生最大的宝藏。只要你用心开发，小心耕耘，这些宝藏就可以使你的理想变成现实，带你直达成功的彼岸。

一个善于发现自己优点的人通常都是爱惜自己的人，他懂得发现自己的优点，并不断地激励自己努力拼搏，为自己赢得成功的机会；他不会拿自己的短处和别人的长处比，活在自卑的深渊中为难自己；他知道困难只是一时的，希望正在前进的路上。

我们通常都很容易发现别人的优点，比如某人很漂亮，某人工作能力很强，某人人缘很好，但却很少能看到自己的长处和价值。每当听到别人谈到自己时，就变得非常不自信，常常对自己持否定的态度，认为自己的存在没什么价值，实际上，这就是自卑的表现。

自卑的人常常自惭形秽，觉得自己处处不如人，总感到别人瞧不起自己。他们事事回避，处处退缩，不敢抛头露面，不敢与人竞争，害怕当场出丑，因而失去了展现自己才华和进取的时机，成为失败的俘虏和被人轻视的对象。其实，自卑者的最大缺点就是不懂得去发现自己的优点，他们往往把自己孤立于社会之外，甚至表现出格格不入的性格特点，生活中难得有阳光。

道理人人都懂，但很多人还是陷入自卑的泥沼中，并为此而困惑不已。其实，我们应该在比较中发现自己的优点。与杰出人物相比，我们的优点确实暗淡了一些，但和懒惰的人相比，我们勤奋；和迟钝的人相比，我们聪明；和残酷的人相比，我们富有爱心……这样比下去，我们还为自己没有优点而苦恼吗？

我们不应该怀疑每个人都有自己的闪光点，你现在感觉不到自己的优点是因为你把精力都放在了弥补缺点上，或者找错了方向。一个人如果能知道自己的闪光点在哪里，就能最大限度地发挥它，使它照亮自己的人生。

世界上不缺少美，而是缺少发现美的眼睛。只要你善于发现自己身上的优点，就不会自卑。每个人都有自己的长处。只有学会发现自己的长处，才会变得自信；只有学会发现自己的长处，才会懂得自己的珍贵；只有学会发现自己的长处，学会尊重自己，才能让别人也尊重你。

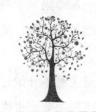

分享，
是人生一大乐事

有的人重视财富，有的人重视声誉，还有的人重视情感。每个人都有自己心底最珍视的东西，怕它突然之间会消失，所以很多人都选择紧紧地抓住，绝不放手。只有抓住了，才会觉得安全；只要抓住了，就会觉得幸福。

可是，人世间有很多东西，就像手中的沙子，越是紧紧抓住不放，就越是容易失去，放开了，可能会收获更多。所以，前人不断地用自己的经验和教训告诉我们：不要吝啬，要学会分享。

从前有个财主，家财万贯，是小镇上最富有的人，但他又是方圆百里最有名的吝啬鬼，经常克扣工人的工资，工人们都对他恨之入骨。财主有个儿子，为人很善良，他总是偷偷拿家里的钱接济穷人。

有一天，儿子在施舍穷人饭菜时被财主看到了。财主当场和儿子吵了起来，并宣布将儿子逐出家门。回到家后，财主越想越生气，一下子晕倒了。醒来之后发现自己正躺在床上，已经一动都不能动了。

工人们平时都恨透了财主，现在好不容易抓住机会，不但不给财主请大夫，还趁机奚落他，最后，竟带着财主所有的金银珠宝逃跑了。财主眼睁睁地看着自己一生的积蓄被人拿走却又无可奈何，只得在床上号啕大哭起来。

儿子在大街上听说财主生病了，急忙回到家中，只见家中一片狼藉，到处都是灰尘，而财主则躺在床上不断地呻吟，嘴角因长期没有喝水都裂开了。财主看到儿子，回想自己以前对儿子的所作所为，不禁流下了后悔的眼泪。

　　儿子想给财主治病，可是家里所有的钱都被工人抢走了，现在身无分文。原来那些经常接受财主儿子恩惠的穷人听说这件事后，一起筹集了十两银子给地主的儿子。财主看着这十两银子，又想到自己以前的种种行为，觉得无地自容。

　　儿子用穷人集资的十两银子为财主请了大夫。渐渐地，财主身体开始好转，逐渐恢复了健康。财主好后，凭借自己的商业头脑开始重振家业，很快生活又变得富裕起来。

　　经过这件事后，财主一改往日的吝啬行径，开始热心于慈善事业，成了镇上有名的大善人。

　　故事讲了一个很浅显的道理：得道者多助，失道者寡助。吝啬的人对他人过于苛刻，他人或许平时不表现出来，但一有机会就采取各种手段进行报复；而一个懂得分享的人会时时刻刻帮助别人，倘若他有什么事情，别人也会竭尽全力帮助他。

　　自古以来，吝啬的人从没有得到过好的下场。隋炀帝吝啬他的仁慈，结果民怨沸腾，全天下都要反他；葛朗台吝啬他的财富，搞得女儿与心爱的人从此天各一方，终究有缘无分。吝啬之人，往往伤害了周围的人，也伤害了自己。

　　不要吝啬你的微笑，它会给人以心灵的舒畅；不要吝啬你的爱心，它能拯救一只受伤小鸟的生命；不要吝啬你的关心，它能让你爱的人感觉到幸福；不要吝啬你的财富，它能给正在陷入困境的人带去生活的希望。生命中有很多的品质，我们找不到吝啬的理由，也许对你，那只是小事一桩，但对他人，却是一辈子刻骨铭心的感动。

　　没有人可以离开他人独自生活，也没有人可以离开他人的帮助独自完成所有的事情。人与人之间需要相互帮助，彼此体谅，但在这之前，我们要首先学会分享。

　　天冷了，你可以享受阳光的温暖；受伤了，你可以享受亲人的呵护；生病了，你可以享受他人真情的问候；心情烦闷了，你可以享受周围美丽的风景。我们时时刻刻在享受他人的恩泽，所以，更没有理由去吝啬了。

懂得分享，就获得了一条爱的彩虹；懂得分享，就获得了一声爱的歌颂；懂得分享，就获得了一条爱的道路。正像托尔斯泰所说的："神奇的爱，使数学法则失去了平衡，两个人分担一个痛苦，只有一个痛苦；而两个人共享一个幸福，却有两个幸福。"

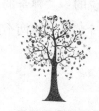

嫉妒，
是生命中最大的毒瘤

有一首小诗："一棵树看着一棵树，恨不得把自己变成刀斧；一根草看着一根草，甚至盼望野火燃烧。"寥寥几语，便把嫉妒之心描绘得淋漓尽致。

嫉妒的人总是容不下别人，德国有一句谚语："好嫉妒的人会因为邻居的身体发福而越发憔悴。"所以，好嫉妒的人总是在40岁的脸上就写满了50岁的沧桑，会因为生活中到处都是"敌人"，而觉得世界末日即将到来。

《三国演义》中，有位文武双全的大英雄叫周瑜，年纪轻轻就当上了吴国的统兵大都督。赤壁之战中，他更是以少胜多，取得了大破曹操八十三万大军的辉煌胜利，在历史上留下了赫赫美名。

据说，此人能征善战，运筹帷幄于千里，文韬武略亦堪称上乘，是位难得的英俊奇才。但是这位英雄却有一个致命的弱点，那就是爱嫉妒。

赤壁之战时，足智多谋的诸葛亮处处高周瑜一筹，尤其在关键时刻，事事想在周瑜之前，且能将周瑜内心活动揣测得入骨三分。为此，量窄、嫉才的周瑜整日寝食难安，随时想除掉才智高于自己的诸葛亮。

然而，诸葛亮早就看出了周瑜的心思并严加防备，使得周瑜的诡计没有得逞。周瑜一次次地败在诸葛亮手下，气愤难平，最后竟把自己活活气死了。

死之前，周瑜含恨仰天长叹，曰："既生瑜，何生亮？"连叫数声而亡，死时年仅36岁。

一代英雄就这样自掘坟墓，害人而最终害己，这真是嫉妒惹的祸啊！好嫉妒的人通常犯一个错误，那就是自大，因为自大，就觉得自己必须高人一等，容不下比自己强的人。看到周围的人有超过自己之处，要么设法去贬低，要么设置陷阱去坑害对方，结果真正伤害的却只有自己。

培根曾说："嫉妒这恶魔总是在暗暗地、悄悄地'毁掉人间的好东西'。"嫉妒是心灵的枷锁，会将一个人牢牢拴住，人们不但得不到任何好处，反而会跌进痛苦的深渊中走不出来。

其实，嫉妒之心人皆有之，关键看我们是要把它变成通往天堂的指明灯，还是掉进地狱的催命符。

很多时候，我们与其嫉妒那些比自己强的人，还不如把嫉妒变为动力，多结交一些比自己强的人，从他们的身上学习成功的经验，提高自己的能力，进而走向成功。

美国有一位名叫麦克斯的农家少年，一直很嫉妒那些商界的成功人士。有一天在杂志上读了大实业家丹纳的故事，他很嫉妒丹纳能取得如此巨大的成就，但又转念一想，为什么自己要在这里嫉妒呢？再怎样嫉妒都不可能像他那样成功，那么何不向他请教成功的秘诀呢？

有这样的想法与动力后，他来到丹纳的事务所。一开始，丹纳觉得这少年有点讨厌，然而一听少年问他"我很想知道，我怎么才能赚到百万美元"时，他的表情变得柔和并微笑起来，两人竟谈了差不多一个小时。随后丹纳还告诉麦克斯怎样去访问其他实业界的名人。

过了两年，这个20岁的青年，成为当初他做学徒的那家工厂的所有者。24岁时，他成了一家农业机械厂的总经理，就这样，在不到5年的时间里，麦克斯就如愿以偿地赚到了百万美元。后来，这个来自乡村粗陋木屋的少年，又成为一家银行董事会的一员。

俗话说，"尺有所短，寸有所长"，我们真的不必嫉妒他人，每个人都会有长处和短处，为什么要用自己的短处与别人的长处比，自寻烦恼呢？我们真正应该做的，是熔炼嫉妒。

　　学会熔炼嫉妒，那就是把本能的嫉妒转化为进取的动力，让不平静的心态归于平静，把蔑视别人的目光转到自己的短处上，这样嫉妒就会变成一种催人奋发的动力。用自己的努力去缩短与别人的差距，甚至超越他人，最终换来别人对我们的羡慕。

　　大家都熟知，狐狸很聪明，把吃不到的葡萄说成是酸的。它奋斗过了，尽了全力，还是吃不到葡萄。在这种情况下，放弃葡萄去寻找新的目标无疑是明智之举，吃不到的葡萄就把它看成是酸的，这其实是一种人生态度的改变，而不是简单的放弃。这样的改变可以把我们的心情调节到快乐的状态，让我们将所有的精力放到自己的长处上，促使自己努力奋斗，战胜嫉妒，让生活充满快乐。

　　巴尔扎克说过："嫉妒潜伏在心底，好比毒蛇潜伏在穴中。"我们应该像铲除毒蛇一样铲除嫉妒，像根除毒瘤一样根除嫉妒，让生活中多一些智慧，少一些嫉妒，别让嫉妒扭曲你的灵魂，荒芜你多彩的人生。

　　无论你现在身在何方，无论你有过怎样的嫉妒经历，此时此刻，请将嫉妒之心关入牢笼，重拾曾经的美好与快乐。卸下嫉妒的重担，背上简单的行囊，带着轻松与自在，重新开始自己美妙的人生旅程。

消除压力的心理策略：
找回健康的生活状态

随着社会竞争越来越激烈，身处其中的每个人都会感觉到压力。不同程度上的心理压力，会引起人的身心疾患的发生。轻者会引起一个人心理上的不健全，重者甚至会引起一些重大疾病，由此可见，消除心理压力刻不容缓。要想健康地生活和工作，就要学会一些缓解心理压力的小策略，这有助于调节自己的心理，营造一种健康积极的生活状态。

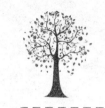

保持愉悦心情，
舒缓生活压力

　　每天，有很多人总是在睡眼惺忪的时候便踏上了上班的路途，然后总是披星戴月地回到家中，这便是都市生活的现状。他们为了生计，也为了能够拥有更好的物质生活，每天在公司与家之间来回奔波。面对着巨大的生活与工作压力，越来越多的人出现了这样那样的心理疾病，这些心理压力如果不能够得到及时缓解，可能会给今后生活和工作带来危害。当然，如果仅仅依靠休息和饮食来缓解压力，是远远不够的。还需要我们在工作与生活中，保持一种愉悦的心情。如果我们已经感受到外界的压力，想要改变当前糟糕状况的话，可以让自己多想想美好的事情。

　　一个人之所以感觉到压力和紧张，主要是由于我们的心理作用。有时候我们的要求过高，才会引起对目前状况的不满。如果一个人总是觉得自己的心理要求没有达到的话，就会产生各种各样的情绪，积累的时间长了，就会在心理上形成压力。如果能够经常想想美好的事情，引起内心对现在状况的满足，从而降低自己的心理要求，就有助于舒缓紧张的心理，调节心理压力。因而，如果在日常生活中感觉到心理压力大，想要改变目前的心理状况，那么先试着改变自己的心态。保持良好的心情，舒解心理压力可以从以下几个方面来做。

　　1.幻想美好的前景

　　也许我们现在正处于一种很糟糕的状况之中，内心正面临着巨大的压力，这个时候我们不应该总去想那些不好的结果。现实生活中，有些人在面对问题的时候，总会强迫自己去猜想最坏的结果是什么，然后，每天都活在紧张与不安之中。心理学家告诉我们，其实这样对于我们工作并没有什么好处。正确的做法应该是，在面对问题时，我们应尽可能地想，如果这件事成了，我们会怎么样。用渡过这次难关以后将会到来的美好前景来鼓励自己，更加有利于我们战胜眼前的困难。这种将情景推向将来的假设，在一定程度上可以让眼前的心理压力逐渐得到释放。

2. 多回忆以前美好的事情

面对困难时，除了幻想美好的前景以外，我们还可以多回忆一下以前发生的美好事情。心理研究证明，那些美好的回忆可以有效地阻止形成人体内心压力的种种变化。因此，当我们感到有精神负担时，可以尝试多想一些与亲朋好友在一起的高兴场面，或者是多想想让人高兴的人或事，相信你的内心一定会有所改变。

3. 多想象一些优美的意境

当人体感到外界的压力时，可以多想象一下那些安静优美的画面，或者是那些让人心驰神往的风景名胜。通过这些联想，能够给你带来一种清静悠闲的感觉，有利于放松心情，减轻内心的不良情绪。

实践证明，经常想象一些美好的事情，可以使人保持一种乐观的心态。而那些经常感到心理压力的人，通常是由于对自己或某事的要求过高，没有达到个人的心理要求所致。因此，那种保持乐观心态的人，往往更善于改变自己的心情，在面对困难时，他们总会调整自己的心理，以适应环境的要求。

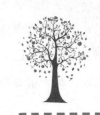

摒弃这些增加
心理负担的错误习惯

生活中，人们从事某种活动，都希望能获得成功，达到自己预期的目的，而这种目的也恰恰是导致人们紧张的重要原因。他们在还未进入状态时，就会幻想失败时的沮丧、说错时的尴尬。也有一些人，他们对自己的要求太高，决不允许自己出错，而正是因为这样一些错误的习惯，导致了他们愈发紧张的心理。其实，只要我们摒弃这些不好的习惯，允许自己丢脸和失败，就能减轻心理负担。

具体来说，你可以做以下几点调整：

1. 不要把目标定得太高

强烈的求胜动机必定会导致沉重的心理负担，结果便会引发焦虑情绪的产生，结果也只能是事与愿违。

实际上，很多时候，我们所参与的那些活动的意义并没有你想象的那么大，比如，只是一次简单的学期测验，或只是发表自己的观点，如果你片面夸大它们的意义，甚至把它们与个人终生的成就、事业和幸福等紧紧联系在一起，你还未开始，就已经会惶惶不可终日了。

2. 允许丢脸

在中国人的传统观念里，面子是最重要的。我们很多人都会担心，万一事情搞砸了怎么办？太丢脸了！害怕丢脸，也会给自己带来心理压力，如果你能放下面子，敢于"不要脸"，那便能进入心态自由和无我的状态，也就没什么可担忧的了。我们来看看凤凰卫视名嘴窦文涛的经历：

在观众和同行眼里，窦文涛是个口才极好、能说会道的人，有"铁嘴"之称，但谁知道，小时候的他却是个说话口吃的孩子。

一次，学校要组织一次演讲比赛，老师要将这个任务交给窦文涛。这天，老师把窦文涛叫到办公室。

"演讲要怎样讲呢？"窦文涛这样问老师。

"很简单，就像你平时写作文一样，先写好了，然后上台的时候背出来就可以了，很简单的。"

"那好吧。"窦文涛犹犹豫豫地答应了。

接下来，窦文涛就开始为演讲的事准备了。他先写了稿子，然后开始背，还经常让妈妈来考他，一篇演讲稿是难不倒聪明的窦文涛的，妈妈无论问到哪里，他都能倒背如流。

演讲会那天，窦文涛兴高采烈地上了演讲台。当他登台的那一刻，他有点不知所措，好像场景和家里背诵演讲稿不大一样。在家里，听众只有妈妈，现在是全校师生，他有点慌了。但他还是决定先背诵第一段，接下来是第二段，都挺顺利。但是到第三段，他突然一个字也想不起来了。怎么办？看到台下的人，大家都在交头接耳，窦文涛一紧张，居然尿裤子了。他赶紧跑下台。

第二天窦文涛来上学，也觉得挺难为情，好像全校女生都在看他。

老师来找他："窦文涛，昨天你的表现还是不错的，你背诵完了两段，如果全部背完，我觉得是一定可以拿到名次的，昨天几个校领导也在，他们觉得你是可以参加市里的演讲比赛的。你愿意去吗？"

"去！"没想到他竟答应得很痛快。为什么呢？

在窦文涛的回忆里，他说："当众尿裤子，还有什么比这更丢人的？这都不怕了，还有什么可怕的？"他说："从此之后我就有点变化了，反正已经不要脸了，还有什么所谓呢？卸下这个包袱之后，我觉得自己还行，也能经常在这种场合露露脸。"

正如窦文涛所说的，只有放下面子，允许自己丢脸，才能真正放下说话时的包袱，才能敢说话，进而说得好。

3. 允许犯错

任何一个经验丰富或者能力突出的人，也无法保证做事说话完美无瑕，因此，你要告诉自己，没有做好、没有说好是正常的，即便出现了一些差错，也不要觉得沮丧，因为我们每个人都要允许自己有一个成长的过程，你要允许自己在缺少经验和技能生疏的情况下犯点错误，这是再正常不过的事情了。

4. 允许失败

这又是非常重要的一点。"一定要成功，绝不能失败"，我们经常听到这句振奋人心的话。但大家想一想，这句话现实吗？

没有绝对的成功和失败，对自己要求过于严格，只会给自己施加压力，影响表现，你要告诉自己，即使失败了也没什么，就当是学习。

我们若想减少自己的心理负担，就要学会降低对自己的要求，真正放下自我，才能释放压力，只有这样，才能做到轻松自如。

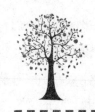

清除心里垃圾，
让自己轻松前进

你有没有偶尔觉得自己身上的包袱很重或者心里像压了块大石头？这些都让你觉得喘不过气，在人生的道路上越走越困难。可是假如有一天你放下所有包袱，摒弃掉一切外界的干扰，你就会感到从未有过的轻松。把不必要的包袱扔下，用适当的方法把心里沉积已久的怨气发泄出去，然后一身轻松地继续该做的事情。

如果能够及时地把自己不愉快的心情发泄出去，就能更快地进入下一阶段的健康快乐的生活。不要压抑自己的不良情绪，如果这种不好的情绪一直残留在心里，就像沼气一样能够让人中毒，这会给人在心理上形成内在的巨大压力。

热气球想飞得更高就要抛弃更多沙袋，风浪中的船想航行得更远，也要把笨重的货物扔掉。我们有很多负重的情感，很多情况下舍不得放下，可是只有把消极的情感扔掉，生活才更加美好。发泄，是清扫心理垃圾的一种方式，在心里满是杂物的时候，抽出一点空闲来倾倒垃圾是必要的。适度的发泄，是我们常常需要做的一件事，只是发泄也需要讲求时机，讲求找对倾诉的对象。

一位报社编辑在值夜班的时候接到一个电话。电话刚拿起来，一个中年妇女的声音就传了过来："您好，我要提供新闻线索！"记者看看表，已是深夜，以为有什么大事发生了，便急忙找来纸笔想要做记录。

电话那头说道："我的丈夫是个酒鬼，每天都和他的狐朋狗友在一起酗酒，现在肯定还在外面花天酒地，我怎么说他都不听……"

报社编辑听到这里打断道："您是想找您的丈夫回家吗？"

妇女并没有理会这位编辑的问题，而是继续她刚才的话说道："我们有四个孩子，他们从小到大都是我一个人拉扯大的，他一点力没出过，还说我整天待在家里。有这么四个孩子和一个不着家的丈夫我能做什么，光照看孩子就够我忙的了，他不但不理解、不补贴家用还反过来数落我。我的父母为我操碎了心，他逢年过节才去我父母家一次，连句感谢的话都不会说……"

编辑趁着这个妇女喘息的空隙插了一句话："那您是打算和他离婚吗？"

妇女顿了一下说道："谢谢您，我只是憋了太久，需要发泄一下，说出来就好了，我不能离婚，他还是四个孩子的父亲，我的孩子不能没有父亲。打扰您了，再见！"

电话那头没了声音，而编辑思考了良久。第二天他写了一篇文章，是关于把心底的垃圾清除出来并为自己减压方面的。

诉说是一种很好的减压方式，卸下心中的担子，才能大步轻松向前。每个人都可能遇到烦恼的事，在这时必须要找到一种合理的表达方式，既要能卸掉自己的包袱，又不能伤害到别人。发泄要在适当的时间、用适当的方式，在公共道德可以接受的范围内，绝不能逾越法律的界限。现代人的压力越来越大，与此同时也出现了一些相应的减压方式，但有些方式带来的负面影响却大于正面影响，比如有用自己的身体来当别人的出气筒，有人去超市捏方便面，这些发泄方式都不是好办法。

清理自己的心里垃圾，是一个人追寻新生活的必要步骤，当我们采用一定的方式来清除内心久存的污浊之气时，我们就能神清气爽地开始下一段人生旅程。

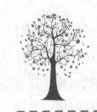

规律的饮食和作息，
有助于放松身心

　　当一个人遭遇压力时会感到全身肌肉紧张，身体某些方面也会发生变化，如此天长日久，会给一个人的身心健康造成很大的威胁，因此，在紧张繁忙的生活之余，要学会给自己一些奖励，以此来调动生活和工作的兴致，更有利于提高工作效率和生活质量。这里所说的奖励，主要是指主动地给自己安排适当的休息和合理的饮食。

　　工作并不是生活的全部，过度的脑力劳动和体力劳动都会导致人生理上和心理上的疲劳，引起工作效率低下，从而导致机体产生焦急和紧张的情绪。如果能够合理安排工作时间，做到劳逸结合，不但能够缓解大脑和身体的疲惫，同时也可以放松紧张心情，减轻心理压力。特别是上班一族，要想保证高效率地工作与生活，充足的休息才是最重要的。当然想要缓解内心的压力，只是补充一些睡眠是绝对不够的。安排合理休息时，可以从以下几个方面来入手：

　　1.安排好与家人朋友共享的时间

　　作为一个社会成员，你所拥有的不止是工作，更应该是你的家人和朋友，只有他们才是你生活的支柱。因此，在工作之余，要合理安排好时间与家人和朋友聚在一起聊天，搞活动。你们可以互相交流一下双方当前工作、生活上的事情，也可以通过参加一些活动来加深双方友谊。利用这些共享的时间，一方面可以加深双方之间的感情，为良好的人际关系做铺垫；另一方面，也可以接受一些新的知识。另外，通过短暂的交流可以有效地缓解目前过于紧张的神经，从而缓解心理压力。

2. 安排好独自享有的时间

想要科学合理地调节自己的心理，在与朋友家人共享欢乐时光的同时，还应该保证好充足的个人休息时间，使自己过于疲劳的身心通过充足的休息恢复过来。利用这段时间你可以补充睡眠，听音乐，参加舞蹈训练，抑或是参加一些体育运动。总之，只要能够引起自己兴趣的事情，你都可以尝试一下。但是要注意保持好自己的体力，不能使自己过于劳累，从而影响接下来的工作。

除了保证自己有充足的休息时间外，还应该给自己做一顿精致的饭菜，犒劳一下自己，这样一来，可以让自己在劳动的同时，得到心理上的满足，从而大大提高生活的积极性。如果一个人只是低头忙于自己的工作，而忽略了自己饮食健康的话，可能会觉得生活没有意义，人生只是付出。相反，通过自己的劳动，满足自己的基本生理需求，会让一个人对明天的生活充满希望，从而更加努力地工作与生活。从现在开始，要改变不良的饮食习惯。

参照以下几个方面看看你的饮食结构是否合理：

1. 多吃健康食品，少吃方便食品

随着生活节奏的加快，一些方便食品应运而生。如方便面、米线、粉丝之类，加工起来很简便快捷，因而成为不少上班族的首选。实践证明，如果长期食用这些方便食品，轻则会造成营养不良，严重者会引起重大的身体疾病。为了身心的健康，应该多选择一些健康的食品，如青菜、豆制品类、蛋类、鱼类等。同时在烹饪食物时，也尽可能多地采用蒸、煮、烤制食品，尽量避免油炸食品的摄入，多喝果汁和白开水取代咖啡。

2. 平衡饮食结构，保证营养全面

无论多么忙碌，回到家后，尝试着动手做一些简单的食物，如煮面条等。在做食物的时候可以多放几种食材，保证营养均衡。每天你所需要的各种营养物质，都是通过所吃的食物转换而来的。因此，无论是大人还是小孩都要尽可能地尝试各种食物，不能养成挑食、偏食的毛病。只有这样，你才能得到全面的营养。营养健康膳食的基本构成有：维生素、矿物质、碳水化合物、动物蛋白质、植物蛋白质及适量的脂肪。其中，维生素与矿物质主要来源于水果和蔬菜，而碳水化合物来源于富含糖类和淀粉类的食品，动物蛋白质多存在于红色肉类中，植物蛋白质多来源于豆类食品，健康的饮食中脂肪的含量应不超过30%。

面对着外界的压力，只有合理安排好自己的饮食和休息，才能满足机体的生存需求。因而，想要轻松地面对工作和生活，必须做到以上几点。也只有这样，才能有效地缓解内心的不良情绪，为高效率的工作提供基本保证。

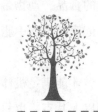

减压如同治洪，堵不如疏

现代医学理论认为，压力是影响疾病发生、发展和预后的重要因素之一。通过长期的追踪研究报告发现，目前有75%的疾病发生与心理压力有关，甚至处于严重压力下的病人，其病情也会加重。近年来，世界各国的医学专家不断向人们发出警告，由心理压力引起的身心疾病已呈大幅度上升趋势，这种状况已经引起各界人士的关注。如何引导人们自我减压也势在必行。

生活在这个快节奏、高效率、充满竞争与挑战的社会中，人们会受到内外环境的影响，产生一定的心理压力。面对这些心理压力，有些人采取了把心理压力埋在心底的态度，而有的人却积极地去面对，采用各种方法化解心理压力。面对来自于各个方面的心理压力，到底哪种减压方法比较好？答案显而易见，堵不如疏。只有及时疏通化解了这些压力，才能更好地生活与工作。

那么，在面对生活中的各种压力时，如何做才能疏通心理压力呢？

1. 正视各种问题，端正心理态度

生活在这个社会上，不可能没有心理压力，关键的问题是如何面对心理压力。虽然我们每个人都有自己的奋斗目标，但是还需要正确评估自己的能力。正确的人生目标应建立在实际的、力所能及的基础上，过高的期望只会让人整日忧心忡忡。因此，无论是在工作还是生活中，在产生心理压力的时候，学会调整自己的目标，学会客观地评价事情，面对成功与失败时要保持一颗平常心，只有这样才能使心情舒畅。

在与他人交往时，要学会宽容与忍让。金无足赤，人无完人，每个人都会有自己的性情爱好，不可能人人都去迎合你的意思。当他人犯了错误时，要学会宽容对待，当他人的做法不符合自己的要求时，也要学会站在他人角度上多想想。如果你一味地要求他人怎样，最终只能让自己的不满情绪越来越强。因此，与他人交往中，要学会低标准要求他人。只有这样，当他人符合自己的意愿时，才容易得到满足感。

2. 及时宣泄自己的不满情绪，保持轻松愉悦的心情

生活工作中，我们会遇到各种各样的难题，难免会引起情绪的波动，尤其是不良情绪。如果这些不良情绪没能及时地宣泄掉的话，就会存放在我们的内心深处。当内心不良的情绪累积到一定程度的时候，就会带来各种各样的负面影响。因此，只有通过正确的途径来疏导内心的郁闷、愤怒和悲痛，才可以减轻或消除心理压力。

这种宣泄可以是多种形式的，例如：通过运动、哭泣、诉说等途径。当然在宣泄自己内心的郁闷情绪时，要采用合理的方法。采用打、砸、吼叫、迁怒于人、找替罪羊或发牢骚、说怪话等方式都是不可取的。宣泄应该采用文明、高雅、富有人情味的交流。只有这样，你才能真正感受到内心无比舒畅的感觉。相反，如果采用不当的方式的话，只会引来事后的后悔，引起新的心理压力。

3. 转移自己的注意力，找到新的奋斗目标

一个人在工作或生活中，如果遇到一些不开心或烦恼时，可以尝试着换种角度去思考，或者先把当前的事情放一放，寻找到新的兴趣点，这样一来，大脑中新的情绪反应便会替代前期的印象，有利于自我心情的调节。例如，当我们心里感到难过的时候，尝试着去做一些能够令我们高兴的事情；当愤怒的时候，我们可以选择散步或听音乐来舒缓当前的紧张心情，使紧张的情绪慢慢松弛下来。因此，日常生活中，通过有意识地转移话题或从事别的事情可以有效地分散当前的注意力，使不良情绪得到缓解，有

助于身心健康。

　　总之，无论是工作还是生活中，如果遇到困难，要采取有效的疏通压力的措施。如果你只是一味地把自己的情绪积聚在心中的话，只会让内心承受的压力越来越大，最终可能会出现可怕的后果。只有采用合理的疏通措施，才能保持身心的健康。

第十三章

停止拖延的心理策略：
别让拖延扯住你的后腿

　　生活中有一些有拖延心理的人，他们总是喜欢把今天的事留到明天，但"明日复明日，明日何其多"，即使再完美的计划、再伟大的梦想，如果没有付诸行动，那么，就只是一个空想而已。俗话说："今日事，今日毕，留到明天更着急。"拖延者往往都有很大的精神负担——事情未能及时完成，却都堆在心上，既不去做，又不敢忘，实在比多做事情更加受罪。因此，我们要抛弃自己的拖延心理，立即行动。

拖延会导致一事无成

我们都知道，成功人士的优秀品质有很多，而做事绝不拖延肯定是其最重要的品质之一。生活中的每个人，要想在日后有所作为，也必须从现在开始就养成立即执行的习惯，而如果你有拖延症，你要做的第一步就是抛弃自己的拖延心理。

实际上，生活中，那些有拖延习惯的人，也多半都是他的拖延心理在作怪。我们先来看下面一个生活小故事：

有一位美丽的女士怀孕了，无聊的她想打发时间，于是，她买来一些漂亮的毛线，想给未出世的孩子织一件毛衣，可是她却迟迟没动手，她总是懒懒地躺在床上，每当她想到那些毛线时，她总是告诉自己："还是先吃点东西，看看电视，等会儿再说吧。"可是等她吃完东西、看完电视以后，她发现天已经黑了。于是，她会说："晚上开着灯织毛衣对孕妇的眼睛不好，还是明天再织吧。"到第二天，她还用同样的借口拖延。

她的丈夫是个贴心的好男人，他心疼妻子，就并未催促她，她的婆婆看到那些被放到柜子里的毛线，本想替她织，但她却坚决要自己为孩子织毛衣，她还心想，如果是个女儿，一定要织个漂亮的毛裙，如果是个男孩，就织一件毛裤。但随着她的肚子越来越大，她越来越不想动，后来，她告诉自己，要不就等孩子生出来再织也行。

时间过得真快，孩子很快生出来了，是个漂亮的小姑娘。带孩子成了她主要的工作，孩子渐渐长大，很快就到一岁了，可是那件毛裙还没开始织。后来，她发现，这些毛线已经不够给孩子毛裙用了。于是打算只给孩子织一个毛背心，不过打算归打算，动手的日子却被一拖再拖。当孩子两岁时，毛背心还没有织。当孩子三岁时，她想，也许那团毛线只够给孩子织一条围巾了，可是围巾也始终没有织成。渐渐地，她已经想不起来这些毛线了。孩子开始上小学了，一天孩子在翻找东西时，发现了这些毛线。孩子说真好看，可惜毛线被虫子蛀蚀了，便问妈妈这些毛线是干什么用的。此时她才又想起自己曾经憧憬的、漂亮的、带有卡通图案的花毛裙。

这只是生活中的一个小故事，但它却告诉我们一个道理，拖延习惯会毁掉我们最美好的梦想，要克服拖延的习惯，必须先抛弃拖延的心理。如果不下决心现在就采取行动，那事情永远不会完成。

绝不拖延首先是一个态度问题，只要你坚持采用这种态度，久而久之就形成了一种习惯，最后，这种习惯会融入你的生命，成为你展现个人魅力的优秀品质。正如持续改善的正面力量一样，拖延的反面力量同样强大。每天进步一点点，持之以恒，水滴石穿，你也必将能成就自我。而每天拖延一点点，你的惰性会越来越强，长久下去，你将跌入万劫不复的深渊。明代大学士文嘉曾写过一首著名的《明日歌》："明日复明日，明日何其多，我生待明日，万事成蹉跎。世人若被明日累，春去秋来老将至……"这正是对做事拖延的真实写照。

因此，如果你是个爱拖延的人，那么，你必须学会正视并克服它，有位伟人说过："世界上只有两种人：空想家和行动者。空想家们善于谈论、想象、渴望，甚至于设想去做大事情；而行动者则是去做！你现在就是一位空想家，似乎不管你怎样努力，你都无法让自己去完成那些你知道自己应该完成或是可以完成的事情。不过，不要紧，你还是可以把自己变成行动者的。"这其中，行动者就是那些懂得调节心理的人，他们并不是没有拖延心理，而是因为他们能克服，他们能立即行动；而空想家却是那些任凭拖延心理侵占内心的人，于是，他们刚开始行动就懈怠了，梦想对于他们来说，也永远只是梦想。

　　任何人想要有所成就，就要把拖延这一恶习从自己的个性中连根拔除。也许拖延正在一点一点地吞噬你的生命。如果你不把这一习惯铲除，你要取得任何成就是十分困难的。为此，我们每个人都应抓紧时间，从现在开始，根除自己的拖延心理，从现在起珍惜时间，马上行动。

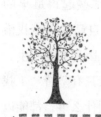

祛除惰性，
别再为拖延找借口

生活中，每个人都有懒惰的心理，这是人类的天性。只是有些人能克服自己的惰性，并能以勤奋代之，最终取得成功；而有些人则任由懒惰这条又粗又长的枯藤来缠着自己，阻挡着自己的前进。前者就是那些有自控能力的人。从古至今，我们发现，任何一个勤奋的人都能最终取得成功，李嘉诚就是最好的例子。

有位记者曾问亚洲首富李嘉诚："李先生，您成功靠什么？"李嘉诚毫不犹豫地回答："靠学习，不断地学习。"不断地学习知识，是李嘉诚成功的奥秘！

李嘉诚勤于自学，在任何情况下都不忘记读书。青年时打工期间，他坚持"抢学"，创业期间坚持"抢学"，经营自己的"商业王国"期间，仍孜孜不倦地学习。李嘉诚一天工作十多个小时，仍然坚持学英语。早在办塑料厂时就专门聘请一位私人教师每天早晨7点30分上课，上完课再去上班，天天如此。当年，懂英文的华人在香港社会是"稀有动物"。懂得英文，使李嘉诚可以直接飞往英美，参加各种展销会，谈生意可直接与外籍投资顾问、银行的高层打交道。如今，李嘉诚已年逾古稀，仍爱书如命，坚持不懈地读书学习。

一个人不可能随随便便成功，李嘉诚向每个渴望成功的人展示了这个道理。我们都惊羡李嘉诚式的成功，但却做不到李嘉诚式的努力与勤奋。那么，你不妨问问自己：你能和李嘉诚一样勤奋吗？你是不是从不为懒惰找借口？如果你的回答是否定的，那么，你就知道症结所在了。

曾经有人说："懒惰是最大的罪恶，上帝永远保佑那些起得最早的人。"懒惰是现代社会中很多人共同的缺点，他们总是为自己的懒惰找借口，而正是因为如此，他们最终也丧失了很多成功的机会。因为人的一生，可以有所作为的时机只有一次，那就是现在。的确，一个人只有坚持"不找借口找方法"的信念，才能对自己的事业有热情，不管遇到什么事，都能以办法代替借口。

也许有人会说，我还年轻，有大把的时间。但你可能没有意识到的是，现在的你还是聪明的，但如果你不继续学习，就无法使自己适应急剧变化的时代，就会有被淘汰的危险。而学会克服懒惰并能不断学习，成功便会随之而来。只有善于学习、懂得学习的人，才能具备高能力，才能够赢得未来。

那么，我们该如何用勤奋战胜懒惰呢？

（1）紧紧抓住时间骏马的缰绳学习。只有最充分地利用好当前的时间，才不会有"白首方悔读书迟"的遗憾。伤逝流年，好像是在珍惜时间，其实是在浪费今日之生命。也不要沉浸在未来美好向往中而放松了眼前的努力。山上风景再好，如不一步一步地努力攀登，是永远不会登上"险峰"而一览"无限风光"的。

（2）学会肯定自己，勇敢地把不足变为勤奋的动力。学习、工作时都要全身心投入争取最满意的结果。无论结果如何，都要看到自己努力的一面。如果改变方法也不能获得满意的结果，说明或是技术不熟，或是还需完善其中某方面的学习。你扎实的学习最终会让你成功的。

（3）列出你立即可做的事，从最简单、用很少的时间就可完成的事开始。

（4）每天从事一件明确的工作，而且不必等待别人的指示就能够主动去完成。

（5）每天至少找出一件对其他人有价值的事情去做，而且不期望获得报酬。

　　克服懒惰，正如克服任何一种坏毛病一样，是件很困难的事情。但是只要你决心与懒惰分手，在实际的生活学习中持之以恒，那么，灿烂的未来就是属于你的！

　　面对惰性行为，有的人浑浑噩噩，意识不到这是懒惰；有的人寄希望于明日，总是幻想美好的未来；而更多的人虽极想克服这种行为，但往往不知道如何下手，因而得过且过。但实际上，只有那些能与惰性作斗争并最终克服惰性的人，才与成功有缘。

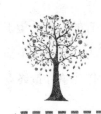

树立时间意识，
别让生命任意流逝

生活中，很多人在做事时总是不紧不慢，毫无目标，当你问他时，他的回答是"急什么，时间还多着呢"，或者"我不知道该往哪个方向努力"。而事实真是如此吗？

我们先来假设一下，有两个年轻人，他们能力不相上下，也都一无所有，一个年轻人目标明确，总是积极向上、每天干劲十足、努力充实自己；另外一个年轻人，他目标模糊、满足于现状、每天浑浑噩噩、得过且过，想象一下，五年后，他们会有什么不同？

的确，尽管只是五年的时间，他们的差距已经显现出来了，前者通过自己的奋斗，已经小有财富，做人办事顺风顺水，事业越做越大、春风得意；而后者，稍微遇到一些问题，便慨叹自己解决不了，每天活在抱怨中，常常为生计、金钱而苦恼。

这两种人，你想做哪种？当然是第一种！但前提是你要为自己找到一个准确的定位，而不是得过且过，浪费时间。

因此，效率专家建议，如果你觉得现在的工作和生活充满未知数，一片迷茫的话，那么，不妨用"生命紧迫法"。

现在，我们不妨通过以下三个步骤来寻找自己做事的方向：

第一步，写出你的人生目标。

拿出几张纸，一支笔，一只表，为自己设定15分钟时间。在纸的最上端写下问题——我的人生目标到底是什么？当然，这里的目标，在不同的人生阶段是不同的，所以你可以把人生目标看成自己当前看待人生的方式和视角。

接下来，你可以花上两分钟的时间列出所有的答案，例如，去欧洲旅行一次、登上珠穆朗玛峰等，这些目标也可以是空而大的，毕竟，有梦想总是一件好事，你也不需要为这些想法负责，不过，你应该也有时间写下一些具体的目标，例如，为家庭，为社会能做出什么贡献，在经济和精神层面的目标等。

然后你可以多给自己两分钟，对刚才列出的清单进行必要的修改，达到让自己满意的水平。

如果仔细回想一下现在的生活模式，你或许能够为自己的生活目标清单增加一两条内容。比如说，如果你现在每天工作之外的时间都在用功读书的话，你很可能希望能够继续接受教育；如果你有阅读报纸的习惯，那说明你希望了解时事信息，并希望从中找到乐趣……

第二步：缩短时限，接下来的三年，你如何度过？

在第一步中写下的目标，也有可能是空泛的，没有实际意义的，比如说"获得幸福""取得成功""有所成就""赢得爱情""为社会做些贡献"等。在列出这些目标之后，你可以用第二个问题来进一步改进自己的目标——我将如何度过以后三年时间？这里，如果你的年龄已经超过30岁的话，建议你把"三年"改成"五年"。此时，你是不是觉得时间更加紧迫呢？

同样，先给自己两分钟时间，尽量列出所有可能的答案，然后再给自己两分钟，对已经给出的答案进行补充。

第三步：假如只有六个月呢？

现在你可以从一个不同的角度写下第三个问题——如果自己得了重病，只剩下半年的时间了，那么，这六个月你又该怎么安排？

此时，想必你一定希望完成最重要的事。不过，在开始列出清单之前，你要尽量让自己相信所有与死亡相关的问题都已经得到了解决。你已经签完了自己的遗嘱，为自己选好了墓地等。所以在回答这个问题的时候，你所有的答案都应当集中在这六个月当中。

这个问题的目的在于帮助你找出那些对你非常重要的事情。在两分钟时间里尽快写出答案，然后再用两分钟时间修改你的答案。如果你到现在还没动手，我建议你立即开始，从第一个问题开始。这是一项重要的练习，它将会让你受益无穷。

生活中，人们总是认为时间充裕，所以行动拖延，这是因为我们缺乏时间的紧迫性。要调节这一点，我们可以采取"生命紧迫法"，以此来认识时间的重要性。

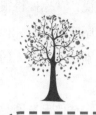

不再拖延，
养成立即行动的好习惯

现代社会，无论是职场还是商场，其竞争程度的激烈恰如战场，假如你也渴望成功，那么，你就应该牢牢地记住，对于执行力的天敌——拖延，我们一定要祛除，因为执行力就是竞争力，成败的关键在于执行。

美国钢铁大王安德鲁·卡耐基在未发迹前的年轻时代，曾担任过铁路公司的电报员。有一天，其他人都在放假，卡内基却需要值班。然而，这样一个看似平凡的日子，却发生了一件意想不到的事。

当时，卡耐基正躺在椅子上休息，他突然听到电报机滴滴答答传来一通紧急电报，吓得他赶快从椅子上跳起来。电报的内容是：附近铁路上，有一列货车车头出轨，要求上司照会各班列车改换轨道，以免发生追撞的意外惨剧。

该怎样做？这天放假，能对此事负责的上司都不在，但如果此时不立即进行决策的话，那么，很可能会发生一些我们无法预料的严重后果。时间流逝，事故可能就在下一秒发生。

情况十分危急，此时的卡耐基只好敲下发报键，冒充上司的名义下达命令给班车的司机，调度他们立即改换轨道，避开了一场可能造成多人伤亡的意外事件。

就在这些被完成后，卡耐基的心里开始打鼓了，因为很明显这是利用上司名义、擅自发报，唯一的处分是立即革职。但又一想，这一决定是对的。

于是在隔日上班时，他写好辞呈放在上司的桌上。

但事情似乎并不是卡内基想的那样。第二天，当他站在上司办公室的时候，上司当着卡内基的面，将辞呈撕毁，拍拍卡内基的肩头说："你做得很好，我要你留下来继续工作。记住，这世上有两种人永远在原地踏步：一种是不肯听命行事的人；另一种则是只听命行事的人。幸好你不是这两种人的其中一种。"

卡内基之所以成功，是因为他有成功者的品质，这一点，在他未发迹时就已经显现出来了。

有人说世界上的人分别属于两种类型。成功的人都很主动，我们叫他们"积极主动的人"；那些庸庸碌碌的普通人都很被动，我们叫他们"被动的人"。仔细研究这两种人的行为，可以找出一个成功学原理：积极主动的人都是不断做事的人。他真的去做，直到完成为止。被动的人都是不做事的人，他会找借口拖延，直到最后他证明这件事"不应该做""没有能力去做"或"已经来不及了"为止。

有人说天下最悲哀的一句话就是：我当时真应该那么做却没有那么做。每天都可以听到有人说："如果我在那时开始那笔生意，早就发财了！"或"我早就料到了，我好后悔当时没有做！"一个好创意如果胎死腹中，真的会叫人叹息不已，感到遗憾，如果真的彻底施行，当然也会带来无限的满足。

那么，该怎样克服拖延的坏习惯呢？以下几点可供我们参考：

1. 找到拖延的原因

很多人迟迟不敢动手，是因为害怕失败，如果是这一原因，那么，你就应强迫自己去做，假想非做不可，这样你终会惊讶事情竟然做好了。

2. 严格地要求自己，磨炼你的意志

爱拖延的人多半都是意志薄弱的，当然，磨炼自己的意志并非一朝一夕就能做到的，需要你从小事、简单的事做起，并坚持下来。

3. 别总为自己找借口

例如"时间还早""现在做已经太迟了""准备工作还没有做好""这

件事做完了又会给我其他的事"等，不一而足。

4. 坚持到最后，找到成就感

反复拖延很容易让人对事情产生厌烦感。应该做到告一段落再停下来，会给你带来一定的成就感，促使你对事情感兴趣。

一个人之所以懒惰，并不是能力的不足和信心的缺失，而是在于平时养成了轻视工作、马虎拖延的习惯，以及对工作敷衍塞责的态度。要想克服懒惰，必须要改变态度，以诚实的态度，负责敬业的精神，积极扎实的努力，去做好应该承担的工作。

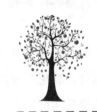

有的放矢，
不盲目做事有助于战胜拖延

古往今来，能做出一番成就者，无不具备一项品质，那就是绝不拖延的执行力，但让他们成功的最为重要的原因还有一点，那就是有计划、有目标，不打无准备之仗。相反，那些失败者之所以迟迟不动，是因为他们不知道自己应从哪里着手，一个人看不到前方的路，看不到希望，又怎么会热情满满、立即行动、绝不拖延呢？

美国作家福斯迪克说得好："蒸汽或瓦斯只是在压缩状态下，才能产生动力；尼亚加拉瀑布也要在巨流之后才能转化成电力。而生命唯有在专心一意、勤奋不懈时，才可获得成长。"我们要做到勤奋和专心，就要有明确的目标和计划。的确，每个人每天同样拥有24个小时、86400秒，时间分配给每个人都是公平的，然而这一天时间，我们需要做的事情太多，所以我们必须要学会有的放矢，不盲目做事。

人生也不能没有目标，如果没有目标，你就会像一只黑夜中找不到灯塔的航船，在茫茫大海中迷失了方向，只能随波逐流，无法到达岸边，甚至会触礁沉没。而在做任何一件事前，我们也都必须做好计划。计划是为实现目标而需要采取的方法、策略，只有目标，没有计划，往往会顾此失彼，或多费精力和时间。我们只有树立明确的目标，制订出详尽的计划，才能投入实际的行动，才能收获成就感和满足感。

拖延是一种习惯，立即行动也是一种习惯，不好的习惯一定要用好的习惯来代替。如果拖延的事情迟早要做，为什么要等一下再做？也许等一下就会付出更大的代价。那么，现在我们来问问自己，在日常生活中，有哪些事情是你最喜欢拖着不去做的，现在就要下决心将它改变。不管你现在要做什么事，请你不要拖延，立即行动。这样就能变被动为主动，抓住机会，把事情做得更好。

如果你梦想成为知识专家，那就立刻看看自己适合于研究什么专业，立刻分析现在社会的前沿信息是什么，立刻专心于读书学习，立刻开始选书目、定方向、写笔记，立刻开始阅读，不要拖延时间；如果梦想成为一流的营销员，成为亿万富翁，那就立刻开始研究产品、市场、人脉、营销，立刻拿起电话，立刻买上车票，立刻奔赴营销第一线；如果梦想成为政治家，那就立刻学会演讲、学会写作、学会协调，立刻研究人脉、研究社会、研究管理……

那么，具体来说，我们该怎么做呢？

1. 制订完善的计划和标准

要想把事情做到最好，你心中必须有一个很高的标准。在决定事情之前，要进行周密的调查论证，广泛征求意见，尽量把可能发生的情况考虑进去，以尽可能避免出现任何漏洞，以保证达到预期效果。

2. 制订计划时不要超过你的实际能力范围，而且内容一定要详尽

比方说，如果你想学习英语，那么你不妨制订一个学习计划，安排星期一、星期三和星期五下午5：30开始听20分钟的英语录音磁带，星期二和星期四学习语法。这样一来，你每个星期都能更实在地接近你的目标。

3. 做事要有条理有秩序，不可急躁

急躁是很多人的通病，但任何一件事，从计划到实现，都需要一个过程。假如过于急躁而不甘等待的话，经常会遭到破坏性的阻碍。因此，无论如何，我们都要有耐心，压抑那股焦急不安的情绪，才是真正的智者。

4. 立即行动，勤奋才能产生行动

我们都知道勤奋和效率的关系。在相同条件下，当一个人努力工作时，他所产生的效率肯定会大于其他懒散工作状态的人。高效率的工作者都懂得

这个道理，所以，他们能够实现别人难以达到的目标。

在我们做事的过程中，若想克服拖延的习惯，就必须要有努力的方向，也就是说，在下定破釜沉舟的决心前，还要制订缜密的计划。

第十四章

战胜恐惧的心理策略：
只需要你迈出勇敢的第一步

　　在我们的生活中，困难无处不在，而很多时候，打倒人们的不是这些困难，而是内心被放大的恐惧。我们需要明白的是，在困难面前，逃避无济于事，只有正面迎击，困难才会解决。而这时，你会发现，那些所谓的困难与麻烦只不过是恐惧心理在作怪，每个人的勇气都不是天生的，没有谁是一生下来就充满自信的，只有勇于尝试，才能锻炼出勇气。

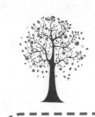

别把困难放大，
自己吓唬自己

人生路上，我们会遇到一些挫折，但我们的敌人不是挫折，不是失败，而是我们自己，是我们内心的恐惧，如果你认为你会失败，那你就已经失败了，说自己不行的人，爱给自己说丧气话，遇到困难和挫折，他们总是为自己寻找退却的借口，殊不知，这些话正是自己打败自己的最强有力的武器。一个人，只有把潜藏在身上的自信挖掘出来，时刻保持着强烈的自信心，困难才会被我们打败，成功者之所以成功，是因为他与别人共处逆境时，别人失去了信心，他却下决心要走出逆境。

那些成功的人士，都是靠勇敢面对多数人所畏惧的事物，才能出人头地的。美国著名拳击教练达马托曾经说过："英雄和懦夫同样会感到畏惧，只是英雄对畏惧的反应不同而已。"

的确，"现实中的恐怖，远比不上想象中的恐怖那么可怕。"当你遇到困难时，理所当然，你会考虑到事情的难度所在，如此，你便会产生恐惧，会将原本的困难放大。但实际上，假如你能减少思考困难的时间，并着手解决手上的困难，你会发现，事情远比你想象中简单得多。

一天，某公司总经理突然宣布一条纪律：八楼那个挂着牌子的房间谁也不许进，谁进谁就会被炒鱿鱼。这可是事关职场命运的事，谁也没有多问，只是遵守这条令人感到奇怪的纪律。

三个月后，公司还和往常一样，招进了一批新员工，并且，总经理把这条纪律也重申了一遍。

其中有个年轻人很好奇，便随口问了一句："为什么？"

总经理听到后也没有表现出很生气的样子，只是态度严肃地说："没有为什么！"

从这件事以后，这个年轻人的大脑里一直有个解不开的问题——为什么总经理不让大家进八楼那个房间呢？难道有什么秘密吗？尽管周围的同事告诉他不要多想，只管做好自己的工作就好，可是他的好奇心却一直告诉他一定要去看看。

这天中午，趁着大家休息之时，他一个人爬上了八楼，然后轻轻地叩了叩那扇门，但却无人应答，然后他轻轻地推了一下门，门居然开了，原来门没锁。他小心翼翼地走进去，却发现，房间里没有任何摆设，只有一张桌子。年轻人来到桌旁，看到桌子上放着一个纸牌，上面用毛笔写着几个醒目的大字——"请把此牌送给总经理"。

这个牌子已经布满灰尘，但看到这个纸牌，年轻人很快明白了总经理的用意，然后他立即拿起纸牌，直奔总经理办公室，当他自信地把纸牌交到总经理手中时，仿佛期待已久的总经理一脸笑意地宣布了一项让年轻人感到震惊的任命："从现在起，你被任命为销售部经理助理。"

果然，这个年轻人没有辜负总经理的期望，他把公司的销售工作搞得红红火火，并很快被提升为销售部经理。

事后许久，在公司年会上，总经理给了大家一个破格提升年轻人的解释："这位年轻人不为条条框框所束缚，敢于对上司的话问个'为什么'，并勇于冒着风险走进某些'禁区'，这正是一个富有开拓精神的成功者应具备的良好素质。"

其实，很多成功的门都是虚掩着的，只有勇敢地去叩开它，大胆地走进去，才能探寻出个究竟来。或许，那时呈现在你眼前的真的就是一片崭新的天地。毕竟，勇气是成功的前提。敢于破禁区者，必有意想不到的收获。

人们恐惧的表现之一通常是躲避，而试图逃避只会使得这种恐惧加倍。

要调节恐惧心理，你可以从以下几个方面着手：

1. 告诉自己"我能行"

生活中，许多人常常说"我不行"。而之所以他们会有这样的意识，是因为两个方面的原因：一是自我意识，二是外来意识。要摆脱这种种恐惧，你必须要在内心反复暗示自己："我能行。"

2. 多做一些没有做过的事

做曾经不敢做的事，本身就是克服恐惧的过程。如果你退缩、不敢尝试，那么，下次你还是不敢，你永远都做不成。只要你下定决心、勇于尝试，那就证明你已经进步了。在不远的将来，即使你会遇到很多困难，但你的勇气一定会帮你获得成功。

总之，物竞天择，适者生存，当今社会更是一个处处充满竞争的社会，一个有作为的人必定是真正敢想敢做的人，而你首先要做的就是消除内心的恐惧。毫无畏惧，自然战无不胜！

一个人，不正面迎向恐惧，面对挑战，你就得一生一世躲着它。每一个人都要明白的是，我们所谓的困难并没有那么可怕，之所以不敢跨出那一步，是因为你内心的恐惧在作怪。任恐惧将困难放大，就会压倒你自己；而如果勇敢一点，打倒恐惧，你会发现，原来，所谓的恐惧只不过是只"纸老虎"。

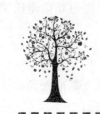

消除恐惧，
人生路上勇敢前行

有人说过这样的话，人生的冷暖取决于心灵的温度。然而当今社会，忙碌紧张的生活让很多人生活在对明天的恐惧中：要是我失业了怎么办？这个月的房贷又该还了、我好像又老了……我们所担忧的问题实在太多了，这些情绪会一直纠缠着我们，哪有快乐可言。而那些快乐者，他们始终能淡然面对一切，每天都开心地生活。

因此，勇敢的人们，人生路上，无论遇到什么，都不要恐惧。

曾经有这样一个故事：

在美国，有个刚毕业的年轻人，在一次州内的体能筛选中，因为表现良好而被选中，成为了一名军人。

在外人看来，这是一件值得庆幸的事，但他看起来却并不高兴。他的爷爷听说这个好消息后，便大老远从美国的另外一个地方来看他，看到孙子闷闷不乐的，就开导他说："我的乖孙子，我知道你担心什么，其实真没什么可担心的，你到了陆战队，会遇到两个问题，要么是留在内勤部门；要么是分配到外勤部门。如果是内勤部门，那么，你就完全不用担忧了。"

年轻人接过爷爷的话说："那要是我被分配到外勤部门呢？"

爷爷说："同样，如果被分配到外勤部门，你也会遇到两个选择，要么是继续留在美国，要么是分配到国外的军事基地。如果你分配在美国本土，那没什么好担心的嘛。"

217

年轻人继续问："那么，若是被分配到国外的基地呢？"

爷爷说："那也还有两种可能，要么是被分配到崇尚和平的国家；要么是战火纷飞的海湾地区。如果把你分配到和平友好的国家，那也是值得庆幸的好事呀。"

年轻人又问："爷爷，那要是我不幸被分配到海湾地区呢？"

爷爷说："你同样会有两种可能，要么是留在总部；要么是被派到前线去参加作战。如果你被分配到总部，那又有什么需要担心的呢！"

年轻人问："那么，若是我不幸被派往前线作战呢？"

爷爷说："同样，你会遇到两个选择，要么是安全归来，另一个是不幸负伤。假设你能安然无恙地回来，你还担心什么呢？"

年轻人问："那倘若我受伤了呢？"

爷爷说："那也有两个可能，要么是轻伤，要么是身受重伤、危及生命。如果只是受了一点轻伤，而对生命构不成威胁的话，你又何必担心呢？"

年轻人又问："可万一要是身受重伤呢？"

爷爷说："即使身受重伤，也会有两种可能性，要么是有活下来的机会，要么是完全无药可治了。如果尚能保全性命，你担心什么呢？"

年轻人再问："那要是完全救治无效呢？"

爷爷听后哈哈大笑着说："那你人都死了，还有什么可担心的呢？"

是啊，这位爷爷说得对："人都死了，还有什么可担心的呢？"这是对人生的一种大彻大悟。有时候，我们对某件事很担心，但只要我们转念一想，最糟糕的状况莫过于……以这样的心态面对，其实就没有什么可担心的了。

尼采说："世间之恶的四分之三，皆出自恐惧。是恐惧让你对过去经历过的事苦恼，让你惧怕未来即将发生的事。"尼采这句话透露了恐惧的本质，冲破恐惧，靠的是我们自己的心，做到不念过往、不畏将来，我们也就放下了那些烦恼。在这浩瀚无边际的宇宙里，当我们驻足回首时，发现原来我们也和所有世人一样，是那么的渺小，甚至比一粒微尘还小。我们可能还会经历数不清的无奈和遗憾、痛苦和悲伤，但无论如何，我们都要勇敢。

在人生旅途中，很多人担心明天的生活，因此产生了不必要的恐惧，但实际上，这只不过是杞人忧天，我们谁也无法预料到明天，我们所能掌控的只有当下。

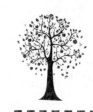

不畏惧困难，
就不会被恐惧打败

　　生活中，我们总是羡慕那些有所成就的人，但我们也不难发现，他们身上都有着一个共同点：从来不逃避问题，不畏惧困难，不逃避恐惧。他们有着无畏的灵魂。无畏是一种力量，正是靠这种力量，成功者在遇到困境时才能以一种平静的心态对待，从而丢掉懦弱，最终战胜困难，走出困境。

　　我们可能也会偶尔感到恐惧，我们要明白的是，如果不正面迎向恐惧，我们就会被恐惧打败。我们先来看看艾森豪威尔将军的一个故事：

　　一天，艾森豪威尔和平时一样从学校赶回家。在回家的路上，一个和他同岁的但却比他身体粗壮的男孩截住了他，艾森豪威尔不敢反击，于是，他只好一直逃跑。

　　回到家以后，他将自己遇到的事告诉了父亲，父亲很生气地说："你为什么要容忍那小子这样欺负你？"

　　"因为我知道我打不过他。"

　　"你这是懦弱，去，把那小子赶走。"

　　有了父亲这句话，艾森豪威尔像得到了特许似，他立刻跑回去，孔武有力地把刚才欺负自己的男孩打倒在地，然后正颜厉色地警告他："如果你再找麻烦，我就每天揍你一顿。"

从这件事以后，艾森豪威尔变成了一个勇敢的人。因为他知道，无论遇到什么都不要退缩，一个人如果没有勇气，干什么都畏首畏尾，那么他就不会成为一个杰出的人。

我们也要记住艾森豪威尔的话，因为在困难面前，逃避无济于事，只有正面迎击，困难才会解决。而这时候，你会发现，那些所谓的困难与麻烦只不过是恐惧心理在作怪，每个人的勇气都不是天生的，没有谁是一生下来就充满自信的，只有勇于尝试，才能锻炼出勇气。

"假如你选择了天空，就不要渴望风和日丽。"我们每个人都要以这句话自勉，不能让恐惧左右自己的心灵。我们很多人都佩服他人的勇气，也在电影中、书中甚至是生活中看到了更多勇敢者的身影，并很容易想象自己勇敢的时候是什么样子。但是当突然需要他们拿出勇气时，他们却有点不知所措：他们其实一点也不勇敢，他们还会因为恐惧而感到恶心。我们甚至可以用"意志薄弱""两腿打战""脚底发凉"以及"战战兢兢"等词语来描述他们在畏惧时的心态。事实上，我们在人生路上都需要勇气，但却因为畏惧而退缩了，这才是人生的悲剧。去做你所恐惧的事，这是克服恐惧的一大良方。大多数人在碰到棘手的问题时，只会考虑事物本身的困难程度，如此自然也就产生了恐惧感。但是一旦实际着手去做时，就会发现事情其实比想象中要容易且顺利多了。

不断进取，敢于面对一切困难，努力克服它，战胜它，这是生存的法则。相反，逃避是懦夫的作为，最终只能带来更多的危机。一个人绝对不可在面对恐惧的威胁时，背过身去试图逃避。若是这样做，只会使危险加倍。但是如果立刻面对它，毫不退缩，危险便会减半。

其实，很多时候，成功就像攀爬铁索，失败的原因不是智商的低下，也不是力量的单薄，而是受困于自己心中的无形障碍。如果我们敢于做自己害怕的事，害怕就必然会消失。

当今社会，知识和信息更新速度之快，要求我们每个人都要敢想敢做，也只有勇者才能事事在先，时时在前，做时代的弄潮儿。如果你不能自己克服恐惧，那样的阴影会跟着你，变成一种逃也逃不了的遗憾。不要因为恐惧而害怕尝试。一旦你敢于面对恐惧，很多恐惧都会被击破。

现实中的困难，远比不上想象中的困难那么可怕。恐惧是获得胜利的最大障碍。你若失去了勇敢，你就失去了一切。

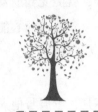

大胆表现自己，
远离社交恐惧

我们生活的周围，有这样一类人：他们因容貌、身材、修养等方面的不自信而不敢与周围的人交往，逐渐产生孤僻心理，甚至开始对与人交往产生恐惧心理。这在心理学上被称为社交恐惧症。他们在人际交往中感到惶恐不安，并出现脸红、出汗、心跳加快、说话结巴和手足无措等现象。社会心理学家经过跟踪调查发现，在人际交往中，那些心理状态不健康者，相对于那些健康者，往往更难获得和谐的人际关系，也无法从这种关系中获得满足和快乐。事实上，我们每个人都是社会人，都必须与人打交道，因此，如果你也内心孤僻，那么有必要调节自己的心态，大胆走出心灵的藩篱。

吴女士是我国恢复高考后的第一届大学生。用她自己的话讲，在学校学习乃至后来参加工作，学习成绩和专业技能可以说都是同龄人中的佼佼者。可是她生性胆怯，怕与陌生人打交道，开口讲话就脸红。有时不得不随单位或是丈夫参加一些社交活动，可是她总是感到非常不自在。最让她感到难过的是在年初，单位要搞处级干部竞争上岗，其中一关是"施政演说"。她没有足够的勇气和胆量，最后只好放弃。

她的专业和资历绝不比人差，然而就是这个由"胆怯、害羞"组成的自卑感拖了她的后腿！其实可以说是她的"想法"拖了她的后腿。同时，心态的不开放、想法的单一性也是造成她自卑的主要原因。要想克服胆怯、害羞的种种不良心理倾向需先改变心态，然后再进行必要的心理调试和训练。有

223

以下几种方法：

1.完善个性品质

其实，只要你拥有良好的个人品质，走出恐惧的第一步，就能受到朋友们的喜欢，慢慢心结也就能打开了。"人之相知，贵在知心"。真诚的心能使交往双方心心相印，彼此肝胆相照，真诚的人能使友谊地久天长。

2.正确评价自己和他人

孤僻的人一般都不能客观地评价自己，他们要么自命不凡，不屑与他人交往，要么认为自己不如人，表现出自卑、内向的心理倾向，他们不敢与人交往，害怕被人拒绝，于是，他们会把自己包裹起来，从而保护自己脆弱的自尊心。

因此，如果你是一个孤僻者，你首先要做到的就是正确地认识别人和自己，多与他人交流思想、沟通感情，享受朋友间的友谊与温暖。

你要自信起来，一个人只有自爱，才能被他人爱。人际交往中，那些自信的人总是能表现得不卑不亢、落落大方，而不是盲目清高、孤芳自赏，他们还善于听从他人的劝告，勇于改正自己的错误，因此，他们总是能不断进步。

3.培养健康情趣

健康的生活情趣可以有效地消除孤僻心理。闲暇时，你不妨潜心于一门学问，或学习一门技术，或者听听音乐、看看书，养养花草等。

4.学习交往技巧

你可以多看一些有关人际交往类的书籍，多学习一些交往技巧，同时，可以把这些技巧运用到人际交往中，长此以往，你会发现，你的性格越来越开朗，你的人际关系也会越来越好，同时，你会发现，你会收获不少知识，你在认知上的偏差也能得到纠正。

5.积极暗示，鼓励自己走出去

如果你很想认识一个人，却不敢表露自己的意愿，最终肯定是"无可奈何花落去""一江春水向东流"，落得个自怨自艾。如果你不勇敢地走出自己设置的心理障碍，不主动地展示自己，那么你真的很难获得别人的认可。

为此，你不妨告诉自己：我有实力和优势，我的人品和操守足以让人信赖。我有专业能力和无限的潜力，我是最棒的！你必须有自信心，对认准的目标有大无畏的气概，怀着必胜的决心，主动积极地争取。

　　一个人是寂寞的，一个人的世界并不精彩，真正的快乐在于分享，那么，何不走出去，对他人敞开心扉呢？

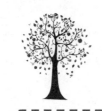

自信满满，
当众说话并不可怕

　　我们生活中的每一个人，都希望能把自己最好的一面展示给别人，得到别人的认同和赞赏，才能获得愉悦的人际关系。然而，很多时候，一些人在自我展示——当众发言的过程中因为内心恐惧而给他人留下了负面的印象。在一群人面前说话真的有这么恐怖吗？曾经在美国有一个调查，人类的14种恐惧中，排在第一位的恐惧你知道是什么？是当众说话！可能你也有这样的经历，学生时代，你活泼开朗，和同学们打成一片，但只要老师让你上讲台朗诵课文，你就面红耳赤，甚至结结巴巴。爱默生曾经也说："恐惧比其他任何事物都更能击败人类。"即便那些演讲大师也会紧张，只是在逐渐的努力中，他们克服了恐惧。

　　美国成人教育家戴尔·卡耐基先生毕生都在训练成人有效地说话。他认为，成人学习当众讲话，最大的障碍便是紧张。他说："我一生几乎都在致力于帮助人们克服登台的恐惧，增强勇气和自信。"

　　我们任何人都明白，一个人要想在公共场合说话，就要自信满满，而恐惧是良好表达的天敌，一个人在"不敢说"的前提下是"说不好"的，唯有卸下恐惧的包袱，在语言中注入自信的力量，你才能成为一个敢于表达的人。然而，令不少人苦恼的是，人们对于当众讲话都会有不同程度的紧张感，所以，我们一定要突破当众讲话让我们感觉到紧张的心理障碍。

　　在朋友的眼中，小宇是一个特别自信的女孩。在与别人说话时，她完全像个成熟的小大人一样落落大方、毫不畏惧，每当有人问起"你为什么这么自信"时，小宇都要讲起小时候的故事——从小到大，父母都特别宠爱她，然而，小宇一直很害羞，家里来了亲戚，她都会躲起来；她一在生人面前说话就脸红。后来，为了帮助女儿克服恐惧，父母鼓励小宇经常在众人面前说话，比如参加社区的少儿才艺比赛，上课时要积极发言等。说来也奇怪，过了一段时间后，小宇好像变得自信起来。现在的小雨已经长大成人了，已经在一家知名的文化单位找到了满意的工作，她始终是个特别自信、特别阳光、性格开朗、人际关系好的女孩。

这里，我们看到了一个害羞的女孩在不断当众说话的过程中逐渐变得健谈、自信起来。可能有些人会说，我一在众人面前说话就紧张，该怎么克服这个毛病呢？

1. 积极暗示，进而淡化心理压力

你不妨以林肯、丘吉尔这些成功的演讲者为榜样，他们的第一次当众演讲都是因紧张而以失败告终的，并在心里做自我暗示：紧张心理的产生是必然的，也是不能避免的，我不该害怕，我只要做到认真说话，就一定能说好。抱着这样的想法，你的紧张心理会慢慢缓解下来。

2. 不必过多地考虑听者

法拉第不仅是英国著名的物理学家和化学家，也是著名的演说家。他在演讲方面取得的成功，曾使无数青年演讲者钦佩不已。当人们问及法拉第演讲成功的秘诀时，法拉第说："他们（指听众）一无所知。"

当然，这里，法拉第并没有贬低和愚弄听众的意思。他说的这句话是要告诉我们，建立信心，才能成功表达。

事实上，可能很多人在当众说话的时候，过多地考虑了听者的感受，害怕听者能听出自己的小失误，其实，你大可不必有这样的想法，因为在说话时，谁都可能犯点小错误，没有谁会放在心上。再者，即使讲错了，只要你能随机应变，不动声色地及时调整，听者是听不出来的，何况，即使有人听了出来，也只会暗暗钦佩你的灵活机智，对你会有更高的评价。

3.经常当众发言，有意练习

卡耐基说：当众发言是克服羞怯心理、增强人的自信心、提升热忱的有效突破口。这种办法可以说是克服自卑的最有效的办法。想一想，你的自卑心理是否多次发生在这样的情况下？你应明白：当众讲话谁都会害怕，只是程度不同而已。所以你不要放过每次当众发言的机会。

任何人在众人面前开口前，都要克服自己的恐惧，并学会一些消除恐惧的方法，只有这样，你才能渐渐消除表达时的恐惧，成为一个会说话、会表达的人。

参考文献

[1] 姚尧.心理学与心理调节术[M].北京：中国法制出版社，2013.

[2] 王超.心理调节术（白金版）[M].北京：中国华侨出版社，2013.

[3] 雅文.做自己的心理调节师[M].北京：中国华侨出版社，2013.